药盦医案全集

【中医珍本文库影印点校】珍藏版

《药盦医案全集》恽树珏著，恽氏字铁樵，别号冷风、焦木，江苏武进人，生于1878年，卒于1935年。曾任商务印书馆编译，颇具文名。此书共七卷，章巨膺注释，于公元1936年刊行。本书分伤寒、温病、时病、虚损、杂病、妇女、小儿等七门，39类，涉及内、儿、妇等科，以伤寒及儿科病证阐述尤详。全书载案约380余例，危重病例的诊治，无论获效与否，多连续载叙，有多达20余诊次者，足供后学者借鉴。

恽树珏 著

山西出版传媒集团
山西科学技术出版社

图书在版编目（CIP）数据

药盦医案全集/恽树珏著.—影印本.—太原：山西科学技术出版社，2012.5（2021.8重印）

（中医珍本文库影印点校：珍藏版）

ISBN 978-7-5377-4134-7

Ⅰ．①药… Ⅱ．①恽… Ⅲ．①医案—汇编—中国—民国 Ⅳ．①R249.6

中国版本图书馆CIP数据核字(2012)第051515号

校注者：

李殿义	张清怀	高 慧	郭晋辉	常雪健	刘 厚	胡双元
刘国栋	刘小萌	祥 云	徐智惠	裴志环	吴海新	邹 鲁
赵树旺	常晓枫	郝国栋	李丽萍

药盦医案全集

出 版 人	阎文凯
著　　者	恽树珏
责任编辑	杨兴华
封面设计	吕雁军

出版发行	山西出版传媒集团·山西科学技术出版社
	地址：太原市建设南路21号　邮编　030012
编辑部电话	0351-4922078
发行部电话	0351-4922121
经　　销	全国新华书店
印　　刷	山东海印德印刷有限公司
开　　本	889mm×1194mm　1/32
印　　张	14
字　　数	347千字
版　　次	2012年5月第1版
印　　次	2021年8月山东第2次印刷
书　　号	ISBN 978-7-5377-4134-7
定　　价	49.00元

版权所有·侵权必究

如发现印、装质量问题，影响阅读，请与我社发行部联系调换。

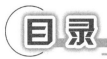

目次	1
药盦医案卷一	1
伤寒门	1
药盦医案卷二	51
温病门	51
药盦医案卷三	107
时病门　疟疾	107
时病门　痢疾	124
时病门　白喉	141
时病门　喉痧	147
时病门　霍乱	155
时病门　脑炎	161
时病门　欬嗽	176
药盦医案卷四	181
虚损门　肺病	181
膏药方	186
虚损门　咳嗽	193
虚损门　吐血	207

| 虚损门　遗精 | 222 |
| 虚损门　瘰疬 | 228 |

药盦医案卷五 232

杂病门　风病	232
杂病门　神经病	256
杂病门　胃病	264
杂病门　噎膈	270
杂病门　脚气	274
杂病门　水肿	278
杂病门　臌胀	290
杂病门　哮喘	296
杂病门　黄疸	300
杂病门　泄泻	305
杂病门　疝气	311
杂病门　失眠	315
杂病门　消渴	318
杂病门　湿热	322
杂病门　肝阳	327

药盦医案卷六 333

妇女门　月经	333
妇女门　带下	344
妇女门　胎前	347
妇女门　产后	352
妇女门　癥瘕	359
妇女门　杂病	364

药盦医案卷七 371

小儿门　痧疹 …………………………………… 371

小儿门　天痘 …………………………………… 389

小儿门　惊风 …………………………………… 393

小儿门　疳积 …………………………………… 417

小儿门　时病 …………………………………… 420

小儿门　杂病 …………………………………… 429

附　一、古今重量换算 …………………………… 437

　　二、古今容量换算 …………………………… 438

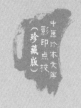

目次

卷一 伤寒门 一

卷二 温病门 五一

卷三 时病门 一〇七

　　疟疾 一〇七 痢疾

一二四 白喉 一四一 喉

痧 一四七 霍乱 一五五

　　脑炎 一六一 欬嗽 一

六七

卷四 虚损门 一八一

　　肺病 一八一 欬嗽

一九三 吐血 二〇七 遗

精 二二二 瘰疬 二二八

卷五 杂病门 二三三

目次

卷一 傷寒門……一

卷二 溫病門……五一

卷三 時病門……一〇七

　瘧疾 一〇七 痢疾 一二四 白喉 一四一 喉痧 一四七

　霍亂 一五五 腦炎 一六一 欬嗽 一七六

卷四 虛損門……一八一

　肺病 一八一 欬嗽 一九三 吐血 二〇七 遺精 二二二

　瘰癧 二二八

卷五 雜病門……二三三

目次

一

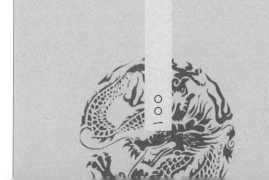

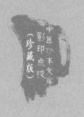

目次

卷六 婦女門 ……………………… 三三五
月經 三三五　帶下 三四六　胎前 三四九　產後 三五四　癥瘕 三六一　雜病 三六六

卷七 小兒門 ……………………… 三七三
痧疹 三七三　天痘 三九一　驚風 三九五　疳積 四一九　時病 四二二　雜病 四三一

風病 二三三　神經 二五七　胃病 二六五　噎膈 二七一　腳氣 二七五　水腫 二七九　臌脹 二九一　哮喘 二九七　黃疸 三〇一　泄瀉 三〇六　疝氣 三一二　失眠 三一六　消渴 三一九　濕熱 三二三　肝陽 三二八

卷六 妇女门 三七三
月经 三七三　带下 三四六　胎前 三四九　产后 三五四　癥瘕 三六一　杂病 三六六

卷七 小儿门 三七三
痧疹 三七三　天痘 三九一　惊风 三九五　疳积 四一九　时病 四二二　杂病 四三一

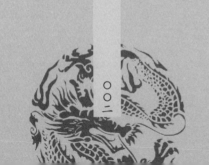

药盦医案卷一

武进恽铁樵著
子道周藏稿
受业江阴章巨膺注释

伤寒门

王童 昨晚呕吐，今日泄泻，颜额间不发热反冷，面无血色，青络满布，此属感寒，来势太暴，故病状如此。若发热，便入正轨，照伤寒治。　　二月十一日

　　桂枝四分　枳实八分　小朴三分　炙草六分　竹茹一钱　川连三分

　　此即《伤寒论》第三节太阳病或已发热，或未发热……之文，反应未起，故不发热反冷，面无血色……是宜辛温之桂。然主治在中寒之泻，故以朴偕桂，温其内藏。枳、茹所以助胃肠消化之本能，用川连反佐法也。此实现代所称胃肠炎证

周孩 头热肢寒，舌润头痛，二便自可，此伤寒太阳证也。药后宜避风吃素，可

以即愈。　二月十八日

炙麻黄四分　淡芩六分　竹茹钱半　桂枝三分　枳实八分　炙草六分

特标二便自可，明内藏无恙，仅病表也。

【案语】简洁明净，诊断治疗已概括矣。此类方案甚多，均删不录。仅举此以见例，以吾辈视之，直小病耳。然时方家值此，决不肯第一诊即使麻桂辛温解表，惯用其积祖贻卷套方，利其病不能速愈。名医营业之鼎盛，此其奥窾也。然而病者苦矣，中医学从此衰落矣。

黄左　病经三候，气急，舌苔劫津，胸痞，呃逆，四肢逆冷，肌肤津润，此是亡阳四逆，生命危险，至于峰极，恐难挽回。就病理论，舌苔之枯，并非内热使然，实是上下隔断，肾气不能上承所致，故此病不宜寻常凉药。　八月二十日

制附块钱半　杏仁三钱　薤白钱半　炙草六分　细生地三钱　吴萸六分　白芍钱半

此死证也,然大可记述,病经三候,至于如此病状,其为误治不待言矣。此已至亡阳脱绝之顷,气息仅属。虽卢扁复生,安能挽回师犹苦口婆心,与人论病理。曰舌苔之枯,并非内热使然……真是对牛弹琴,所处方恐未必进服,或且不及进药而已身死。此种境地数常遇之,虽欲一试身手,终竟无济,不如善刀而藏,敬谢不敏。

河南路咸昌呢绒号职员胡某,家属有疾,辄就余治。前年其人病伤寒,而延他医,一日其店主吴成基先生电召,谓胡某病甚,乞往诊之。余自前门入,有某名家甫诊毕下楼,从后门去。余登楼视病者,则病已经月,瘠瘦如柴,汗出肢冷,脉微欲绝,而两目赤如鸠。视某名医之方,则豉、卷、芩、连之属,病者虽气息仅存,而神志颇清,哀告曰:明知先生能,不早延致,以致于斯,幸赐援手。余谓病家,病已至末,传少阴亡阳地步,亟亟温之,犹恐无及,其目赤乃戴阳,为仅存之一点孤阳,若谓是热而用凉剂,是速其死也。遂处四逆汤授之,越日再以电召,至则呃逆频仍,在大渐之顷矣。问其前昨两日经过,则谓亲朋咸主服大名医之方,余声名不逮大名医,宜遭摈弃。问何以重复见召,曰今日始信先生之

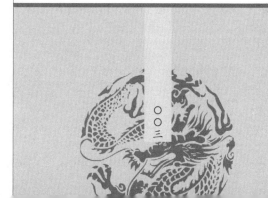

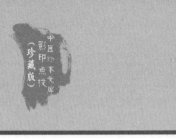

言，再请挽救。时亲朋男女坌集一室，嘱余定方。余乃讬词将与吴先生商之，脱身而去。及归电告吴先生，犹属余聊处一方，及令人来取方去，甫及药肆，而病者逝矣。此殆胡某命合当死，不然者，家属有疾，皆就余治。而本人病不以相委，病已至亡阳地步，而震大医之名，不求实际，病家颟顸固不足怪，独怪大医成名，乃在有下井投石之能。

又丁亥岁朝，友人费逊之先生介绍，延诊宁波路葛姓病，完全阳亡阴寒之候。先本有议用姜附者，但畏之如蛇蝎。费先生谓有敢用之人，曷延请以求，病家诺。遂来偕余往。余曰：此用姜附又何疑焉？但已延误，恐驷马难追也。果甫得啜药，而病者已逝。信知四逆、白通诸汤，须在始见亡阳之机进之，则生理有来复之本能。若已至四逆脉微脱汗之时，生理机能颓败，无能为力矣。然病者不到绝境，不肯冒险，既到绝境，则姜附徒负恶名。故余谓不如善刀而藏，盖指临命光景时言之也。

冯左 发热第二日，脉细数，面尚有火色，舌有裂纹，头痛，胫痠，溲少，病甚不廉。以后必多变化，有危险。所以然之，故因初病即已见少阳厥阴少阴也。无汗。

〇〇四

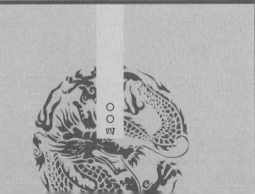

当汗之，急解太阳，以减其势。　　　　十一月十日

炙麻黄三分　淡芩八分
杏仁三钱　归身三钱　知母一钱　炙甘草六分　川连三分
葛根一钱　秦艽钱半

此案有见微知著之妙，浅者颟顸不知，发热甫二日，脉细数，胫痠，即伏少阴病机。实则太阳，虚则少阴，病初起已见虚象。故云以后必多变化，有危险。从舌有裂纹，连带言少阳厥阴，其实着重在少阴，亟解太阳以减其势，乘其初病，尚有抗病力时，幸翼一击中病，不致传经。

读《伤寒论》未通者，谓六经递传，由太阳而少阳而阳明，甚者谓一日一传，荒谬之极。传经之法不明，终其身《伤寒论》不可通矣。病在太阳，误汗误下，即传为少阴，即使不经误治，其人大虚，甫病太阳即传少阴者，此义惟柯韵伯知之。曰少阴为太阳之底面，厥阴为少阳底面，太阴为阳明之底面。日本喜多村亦知之，其言更详明，曰：实则太阳，虚则少阴；实则少阳，虚则厥阴；实则阳明，虚则太阴。师著《伤寒论研究》更畅发其义，以故太阳病即伏少阴之机者有之，太阳病并见少阴证者有之，论中麻

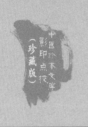

黄附子二方是也,特病此者甚少。余曾值宋家弄凌姓家伙友病此,当初病恶寒发热(其热不甚),而脉微,细胫痠而蜷,因即郑重告诫,凌姓因余危言耸听,大惧,翌日令其家人挈病者去。所处麻黄附子细辛汤,服未不可知,不知效果,此案无后文,或者类是。

王官官 感寒因而发热,补太早,邪无出路,故泄泻。舌色脉象尚无他,疏之可愈。误补尚贤于误用抱龙回春诸丹,故病型尚未大坏。

十二月十九日

葛根钱半 云苓三钱 建曲一钱 炙草六分 象贝母三钱 橘红钱半 芡实三钱 归身三钱 杏仁三钱 炒扁衣三钱 桑叶钱半 腹皮三钱 查(楂)①炭三钱 木香一钱

误补尚贤于误用抱龙回春诸丹,调侃当世名医,亦是愤激之语,病型未坏,则抗病本能自在。故无取乎重剂。

邓孩 热本已退,现在又热,寐安,呼吸匀,手足亦温,唇绛,口渴,脉自可,溲初清

————————
① 编者加,下同。

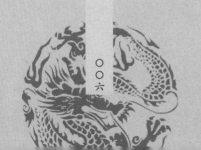

旋即转白色,是伤寒太阳阳明合病证,为势不重,避风慎食,当即日霍然。

十二月廿二日

淡芩八分 花粉一钱 方通八分 炙草六分 橘红钱半 赤猪苓各二钱 竹茹钱半 葛根一钱 茆根三钱 象贝三钱 杏仁三钱

热本已退,现在又热,当是余波。热是感寒所起之反应,大段证状良好,寐安,呼吸匀,手足温,脉自可。故迳告之以即日霍然,不谀吓人,用药亦辛凉清热平剂。

张世兄 先龈肿喉痛,现痛虽止,喉头仍痛胀,并见头眩舌绛,照例已化热,却仍形寒口淡,是表证未罢也。症属伤寒之较轻者,然多变化。 十二月七廿六日

炙麻黄三分 葛根一钱 生草五分 淡黄芩八分 板蓝根钱半 竹茹钱半 枳实八分 炙僵蚕一钱 炒牛蒡钱半 茆根三钱 赤芍钱半

治疗当以主证,不能胶柱鼓瑟,此案其例也。喉肿舌绛,明是炎证。而形寒口淡,表证未罢,为其主证。其无汗表不解,即药可以知证也。

蒋竹庄先生 颇似伤寒前驱症,恐其发热,本有微汗,不须发汗,惟总当宣达。

象贝三钱 桑叶三钱 防风炒,八分 葛根一钱 杏仁三钱 橘红钱半 苏子炙,三钱 炙草六分

二诊 形寒有汗,是伤寒太阳证反应,起而发热,欬而气急,是兼肺炎性者。

桂枝三分 淡芩八分 苏子炙,三钱 杏仁三钱 橘红钱半 葛根一钱 白芍炒,钱半 炙草六分 象贝三钱 秦艽钱半 防风炒,五分

风寒集中于肺者,每剧欬,渐影响及于营卫,反应起便发热,此现代所谓肺炎证也。

三诊 神气较佳,热亦退,惟苦汗多,欬亦尚剧,舌色已化燥,可清,欬为余波,尚

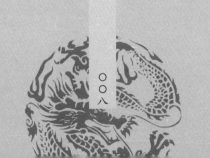

有三数日。　　一月六日

象贝三钱　白芍二钱　竹茹钱半　杏仁三钱　牡蛎三钱　枳实八分　炙草六分　橘红钱半　归身三钱

四诊　肺气逆则剧欬，头昏且重，是有湿。因剧欬震动亦有之，腰痠当利溲。

云茯苓三钱　车前炒，三钱　款冬炙，一钱　杏仁三钱　浮小麦三钱　桑皮炙，一钱　紫菀炙，一钱　象贝三钱

徐宝宝　壮热无汗，自啮其唇，唇色紫绛，溲如米泔，热有百零四度，病已二十余日，阳明症俱，太阳未罢，且见虚象，将传阴分，有危险。　　一月十一日

川连三分　葛根三钱　犀角三分　归身三钱　淡芩八分　芦根一两　车前三钱　梗通八分　茆根三钱　猪苓三钱

曰太阳未罢，必有恶寒证在，毕竟阳明为主证，葛根芩连汤自最适当。因壮热无汗，唇舌紫绛，营份（分）

亦炽热，故用犀角。

宋先生 时邪感冒，太阳未罢，遽服泻药，因而腹胀，其表症仍不解，且益甚，法当先解外。

十二月廿二日

葛根钱半　川连三分　防风炒，八分　左秦艽钱半　薄荷钱半　枳实一钱　扁衣炒，三钱　云茯苓三钱　竹茹钱半　淡芩一钱　建曲炒，一钱　焦谷芽三钱

病在表而误下，仲圣一再告诫。今西医不解所谓表证，病初起，正当恶寒期，便投蓖麻油，为其唯一家数。其体壮而病毒微者，或亦一泻了事。非然者，则后路变幻，莫不根由于此。

二诊　舌苔鲜明，热有起伏而夜甚，腹微胀，微躁烦，此因太阳未罢，遽用泻药，表邪内陷，正气遂虚，所以如此。手微战动，少阴症兼见神经性，此不可忽视。

炙麻黄二分　杏仁三钱　葛根一钱　象川贝各三钱

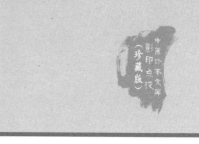

新会皮一钱 归身三钱 川连三分 防风炒，一钱 姜半夏一钱 炙草六分 秦艽钱半 薄荷一钱，后下

舌苔鲜明，便是正气虚，热有起伏，便是反应抗病之力逊。病在初起，便见手微战动之神经证状，莫不由于太阳误下而来。太阳误下，其传为少阴。既误于初，不当以暴易暴，观其用药，有攻守兼等，步步为营之妙。

三诊 舌色化燥，脉洪滑带数，自觉口中燥引饮，大便色红，薄粪有药气味。此肠胃不和，肠与胃不能协调，则胃气上逆，此所以头痛非常，大段不错，尚无大害，更两三日可全愈。

十二月廿五日

枳实一钱 花粉一钱 归身三钱 炒扁衣三钱 赤白苓各三钱 竹茹钱半 秦艽钱半 白薇一钱 炒知母一钱 香葱白二个 川连三分 淡苓一钱 葛根一钱 炒建曲一钱

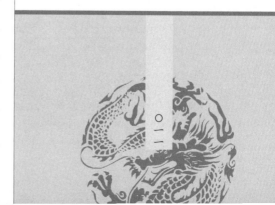

至此表证罢而热化,为顺传阳明之候。虽经误下,幸赖斡旋。

四诊 热有起伏,喉右面红肿,面部见红点,口臭,舌苔燥,亦厚腻。舌尖微见动津苔,此是冬温夹斑之候,泄泻多为病进。泻止红点出为病退,现在虽见轻减,仍在吃紧之际。

十二月廿七日

牛蒡炒,钱半 防风一钱 白薇一钱 川连三分 僵蚕炙,钱半 杏仁三钱 扁衣三钱 薄荷一钱 象川贝各三钱 钗斛三钱 淡芩一钱 竹茹钱半

观其挈证,似乎严重,泄多为病进,泻止红点出为病退。此则泻虽未止,而红点已见。正是邪机进出关头,因势利导疏达之,则红点出而泻自止。其冬温夹斑之语,是应付世面语,读者勿泥。

五诊 下午热高,舌苔黄糙,大便不实,呼吸脉搏均佳,喉痛尚未全除,病无问题,只是好得太慢。

十二月廿九日

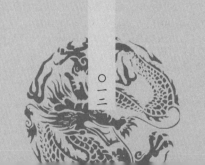

白薇一钱　炙僵蚕钱半
枳实八分　炙苏子钱半　木香
钱半　炒扁衣三钱　归身三钱
象川贝各三钱　川连三分
炒建曲钱半　炙草五分　赤白
苓各三钱

　　须知此案不是重病，只因太阳误下而至病型变乱之疾耳。自属坏病之例，幸而一路攻守并进，得以斡旋。然而好得太慢，已受累不浅矣。若出奇制胜，以暴易暴，亦足以致死亡。

马先生　病一月余，初起发热，脚痿，当即是伤寒太阳症兼厥阴者，现在延日已久，色脉尚未大坏，病邪已传阳明。舌色黄厚，苔满布，腹胀而失（矢）[1]气，是有积，为阳明府症。潮热，溲多，其矢将硬，现在尚未可攻，当先导之。

　　十二月廿九日
枳实一钱　查（楂）炭三钱　归身三钱　括蒌霜钱半
赤白苓各三钱　竹茹钱半
葛根一钱　腹皮三钱　焦谷芽三钱　川连三分　馒头炭三钱，柴火煨，候冷打碎入煎。

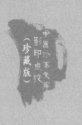

观此案而知人之生死有命也。病热一月，色脉未坏，一奇也。四候则阳明府证仍在，二奇也。燥实之证毕具而溲多，矢未硬，尚不可攻，三奇也。看其挈证，颇拟大承气一下为快，而仅用枳实、查（楂）炭等消导，小心奕奕之意，跃露纸上。病之不死，因此其不得速愈亦因此。

二诊　舌苔四边甚糙，中间黄厚，药后虽得大便，不多，是有结粪未下。温症夹斑夹食，是当攻之，得畅便，热当退，斑当尽达。

十二月卅日

白薇一钱　枳实一钱　归身三钱　薄荷一钱，后下　牛蒡子一钱，炒研　秦艽钱半　竹茹钱半　炙草六分　僵蚕炙，钱半　麻仁丸五分，入煎

病热一月，虽有可下之证，苟非浪人，安敢施以硝黄。此用麻仁丸只五分，莫笑其胆怯，前用消导而稍得大便，知下夺之法为不误也。故此方徐进一步。

三诊　脉尚平正，热度不甚高，夜间略重，舌异常之厚，脐部并不拒按，大便有后重意，恐其转痢。舌苔太松浮，非可孟浪攻也。仍当导之，并与解外。

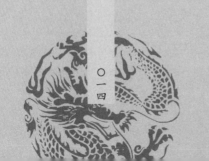

白薇一钱 枳实一钱 木香八分 薄荷一钱 乳没药各三分,去油 川连三分 腹皮三钱 查(楂)炭三钱 葛根一钱 白头翁钱半,酒洗 姜夏一钱 怀膝钱半 枳实导滞丸,四分入煎

舌苔之松浮,虚证也。故云非可孟浪攻也。改用枳实导滞,因大便有后重意,仍取轻导轻攻之法。其乳没药、怀膝等,因关节痛、臂痛,此案虽未叙明,下案中有之。

四诊 舌苔黄厚而黑,糙燥异常,常渴而引饮。是因胃热,其内部已化燥,可以攻之。表热甚轻,有微汗,不恶寒,太阳已罢,腹鸣失(矢)气,都是可攻证据。惟恐久病体虚,不能任受悍药,拟师大柴胡黄龙汤意,变通用之。 一月一日

生锦纹五分 人参须七分,另煎 归身三钱 全瓜蒌一钱 制香附二钱 玄明粉三分,后下 钗斛钱半 煨葛根八分 焦谷芽三钱 炙乳没三分,去油 秦艽钱半 大腹皮三钱

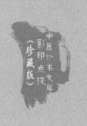

至此忍耐不住而用硝黄矣。详叙可攻证据，又持标明不恶寒太阳已罢，却又反跌一句，惟恐久病体虚不能任受悍药，结果用黄龙汤，想见师推敲再四，慎之又慎也。

五诊 下后，舌苔不遽化，亦常有之事。现在却糙燥异常，甚不平正，当与胃病有关。关节痛，本有特效药，惟与此种舌苔不甚相宜，只得另作商量。

钗斛三钱　细生地三钱
橘络钱半　西洋参钱半　赤白苓各三钱　元参一钱　生白芍一钱　秦艽钱半　丝瓜络钱半
炙乳没各四分，去油　另秦艽钱半　细辛三分　羌活一钱
防风一钱　制川乌六分　乳没药各一钱

右药研筛后，入乳没药、绍酒调敷痛处，外用布缚。

投药与目的不相应者数恒遇之，如此案者岂不信哉？初投消导药，得大便。继加麻仁丸，大便后重，此进硝黄，则不多不后重之大便且无有矣。治病之难在此等处，此方乃改图，以补法，有无可奈何之意。

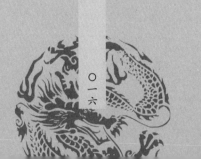

六诊　色脉都平正，热亦退，舌苔不化，昨所进药为补剂。今日舌色胃气较佳，饮水亦少，即此可知不能再攻，肠胃受创，攻泻即嫌克伐。肠胃有权，自能驱积下行，现在病已无险，不宜好事喜功，再用重药。

一月三日

西洋参钱半，另煎　钗斛三钱　竹茹钱半　独活七分　灸虎骨三钱　秦艽钱半　川贝三钱　桑枝五钱　茯苓神各三钱　枳实一钱　谷芽三钱　腹皮三钱

攻之未能得效，补之而热反退，不图阳明府证而有此蹊径，是诚不可索解矣。但总以内府之积为癥结，放心不下，意欲再攻，而回味于补之犹意外收入。故以不宜好事喜功再用重药为掩护，仍守前方。枳、腹、谷、茹意在助张肠胃运化之权，虎、独、桑、艽因热退之后，遂旁治风病。

七诊　脉甚好，神气亦较昨日为佳，苔厚不化，多失气，仍有结粪未下。但非重要之点，当再导之。左臂不能动，左腿亦痛，此虽无大紧要，恐其成痹。须亟治

之勿延。　　　　一月四日

人参须七分，另煎　炙草五分　秦艽钱半　查（楂）炭三钱　炙虎骨三钱　枳实一钱　生军三分　姜夏钱半

另羌独活各三钱　细辛五分　川乌钱半　艾药钱半　公丁香三十个　没药钱半　荆防各三钱　桂枝钱半

右药研粗末，用布两块将药没铺在布上，上加棉花，缝成手巾状，置痛处，须棉花一面向外，外用热水袋熨之。

八诊　色脉神气都好，惟舌苔不化，自觉腹中仍有结粪，仍当带补带攻，左手不能动，此运动神经与肠神经有关系，积净自愈。

一月五日

西洋参钱半，另煎　腹皮三钱　归身三钱　钗斛三钱　枳实导滞丸八分　人参须钱半，另煎　炙草六分　枳实一钱　查（楂）炭三钱

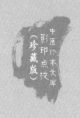

九诊　脉甚好，苔厚不化，不知饥，不思食，新陈代谢机能失职，亦属不妥。自当设法斡旋，必有效，而不蹈险乃得。　一月六日

西洋参钱半，另煎　枳实一钱　炙虎骨三钱　竹茹钱半　元明粉四分，后下　石斛三钱　全瓜蒌三钱　秦艽钱半　生石膏钱半　姜夏一钱　小活络丹化服半粒

十诊　大便又通四五次，脉象已虚，苔仍未化，此因旧有胃病之故，既别无所苦，热亦清楚，不可再攻。反当补，补之其苔当化。

　　　　　　　　一月七日

人参须一钱，另煎　枳实一钱　竹茹钱半　钗石斛三钱　赤白苓各三钱　西洋参二钱，另煎　知母一钱　姜夏钱半　制香附三钱

以上三诊主治之目的有三，攻补并施，兼以治风，大便已四五次行，遂专主补。

十一诊　热退脉静，四肢痠痛亦除，惟舌苔干糙依然，且不知饥，大便虽有，新

陈代谢之令不行。胃中无液，脘上脐上有时觉胀，症结就在此部分。其处为十二指肠，为第二道消化冲要之区。

一月九日

西洋参三钱，另煎　枳实一钱　瓜蒌三钱　麻仁三钱　制香附三钱　钗石斛三钱　花粉一钱　查（楂）炭三钱　归身三钱　馒头炭三钱

论此病先师扭扭捏捏，不敢爽直攻下，至十一诊而未能下一结积，犹复麻仁、查（楂）炭、馒头炭之属，不太弱乎？殊不知当事之难，此病初入手是伤寒，至此伤寒告段落。旧有胃病同病窃发，益复大病体虚，委实杂于布置也。

十二诊　苔仍不化，糙燥异常，腹鸣，矢不得下。旧有肝气病，若理气则稍嫌燥，攻则嫌于脉虚，煎药拟双方并顾。　一月十一日

西洋参钱半，另煎　麦冬三钱　钗石斛三钱　沈（沉）香化气丸钱半，入煎　白归身三钱　知母一钱　细生地三钱　枳实导滞丸四分，入煎

另用霍山石斛代茶，约每天五分，用炭击炖服。

十三诊　舌苔仍不化，胸腹皆不拒按，脉略虚，尚调。此苔不化，当非食积，是必司消化之神经纤维钝麻所致，乃胃病之一种。

一月十二日

人参须一钱，另煎　细生地三钱　枳实八分　钗斛三钱　关虎肚炙，二钱　西洋参一钱，另煎　焦谷芽三钱　归身三钱　竹茹钱半　姜半夏一钱

十四诊　舌苔仍未化，不过已有胃气，脉虽虚，亦较前日为佳。大份已妥当，此后最重要之问题，是要少吃。

一月十四日

人参须钱半　橘红钱半　知母一钱　归身三钱　关虎肚炙，二钱　钗石斛三钱　竹茹钱半　川贝三钱　人参再造丸一粒四分之一化服。

十五诊　有多量宿粪下行，是肠已有权能行其新陈代谢之令。惟胃之内分泌不良，消化不能充分，食后觉痞塞，舌苔不化，亦因此。

一月十八日

人参一钱 知母一钱 关虎肚炙,二钱 生石膏一钱 钗斛三钱 枳实一钱 嫩钩尖三钱,后下 川贝母三钱 蒺藜二钱 竹叶七片 回天丸一粒四分之一。

一路以舌苔不化归咎于食积,攻消均不应,今乃云司消化之神经纤维钝麻所致,真是覃思精研所得。关虎肚即虎之胃,强壮胃机能,兴奋胃神经,果然数进之后,有多量宿粪下行。此方合竹叶名音汤,殊无深意。

十六诊 色脉神气都好,舌苔亦化,伤寒除,旧有之胃病亦除,右手不能举,肉削,当有小小问题。此亦关系用脑,年事富,倘能静养,容易恢复。 一月廿二日

片姜黄八分,切 归身三钱 炙虎胫骨三钱 枸杞子三钱 炒绵仲三钱 川贝三钱 仙露半夏一钱 菟丝子三钱 广橘红钱半 钗斛三钱 炙关虎肚三钱 云茯苓三钱

十七诊 今日下午又见热度，虽不甚，总是顿挫，推究原因，食复劳复，两俱有之，当无大害。其手脚不能运动自如，是关节炎未能净除之故。此与胃神经亦有关系。　　　一月廿四日

　　　　枳实一钱　姜夏钱半　茯苓三钱　腹皮三钱　焦谷麦芽各三钱　归身三钱　秦艽钱半　查（楂）炭三钱　白薇一钱　小活络丹半粒，化服

此案始以伤寒，中经胃病风病，末又食复，骨节炎证，治疗之难，此为极矣。

张左　感寒停积，服泻药太早，表邪方盛，遽行攻下，遂致诸般不适。现在已化热化燥，因是误下之故，藏气受创，当有三五日不适。此种仲景谓之小逆，亦坏病也。　　　　　十一月十七日

　　　川连三分　谷芽三钱　秦艽钱半　茆根三钱　枳实一钱　淡芩一钱　花粉一钱　羌活五分　防风一钱　归身三钱

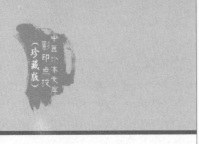

今日中医之弱在平淡敷衍，力求寡过。而西医之弊，却在滥用泻剂。凡外感病初起，中医之用豉卷，西医之蓖麻，两皆失之。西医以为清涤胃肠，着鞭在先，不知表未解而下之，有内陷之虞。彼固不暇问也，先解表后攻里，乃仲圣之大法。豉卷不足云解表，蓖麻却是攻里，圣道不张，从此医生营业盛而病者苦矣。此案早泻未致于大坏，故用药具绥抚之意。

二诊　热退未清，泄泻未全止，舌露底，色如赭，干而鲜明，脉涩，其虚已甚，宜从速存阴。

十一月十九日

钗斛三钱　元参一钱　炒扁衣三钱　麦冬三钱　竹茹钱半　归身三钱　腹皮三钱　细生地三钱　木香一钱

先师力辟热病用地、斛、麦冬养阴之非，此案用之，全凭舌色。又首句热退未清，是着眼之点。

三诊　昨日神志不清楚，气上逆而见呃逆，脘闷，今日舌苔已有胃气，脉气不宽。然亦尚平正，是其病已见机转，昨日上午仅见劫津苔，并未见恶候，据所述夜晚所见各症,是极凶恶之病候,是昨晚所见,上午劫津苔之应,今早所见,乃昨日药方存阴之效也。于此可以见诊病之难。

十一月廿日

钗石斛三钱 竹茹钱半 佛手钱半 归身三钱 括蒌霜一钱 腹皮三钱 枳实一钱 川贝三钱

此案本非重证,徒以表邪方盛,遽行攻下,藏气受创,故乍见恶候。幸赖存阴绥抚,未酿大患。

方左 壮热四天,昨天始得汗,现在又无,面赤唇干绛,手掌热,手腕背亦热,神志不清楚,有谵语,夏月感寒,肝胆从热化,成下厥上冒之局。所以面赤而脚冷,病属重险之候。

七月廿一日

香薷三分 淡芩一钱 鲜藿香钱半 银花钱半 薄荷一钱,后下 竹茹钱半 西瓜皮三钱 荷梗一尺 胆草二分,酒炒 枳实一钱 生甘草六分 花粉一钱辟瘟丹半分，研细冲，当日晚改方，去香薷，加梨汁一酒盅，西瓜汁二酒盅，辟瘟丹加半分。

壮热四天，无汗，邪机拂郁在表，神志不清有谵语，当是热壮脑神经受炙而然。尚非内实，手腕背亦热句，是扼要语。盖脚冷或疑阴证，有此句，明其为阳证也。手腕背冷为阴证，《霍乱新论》中详之，可以反证焉。

下厥上冒者，肝胆从热化向上，抗病之势力亦在上。犹之捍敌，兵力集中于前方，而后方空虚，正见大敌当前，悉力以赴光景。

二诊　已有汗，表热较退，神识仍不清楚，仍有谵语，胸脘硬拒按，有矢气，此有积。病情较昨日略好，仍旧在至危极险之中，此虽有积，不能用承气。因下厥上冒，冒是虚象，悍药下之，恐其有变。　七月廿二日

枳实一钱　竹茹钱半　银花钱半　焦谷芽三钱　腹皮三钱　川贝三钱　薄荷一钱　冬瓜子三钱

藿香钱半　钗斛三钱　白薇一钱　赤白苓各三钱　紫雪丹二分，冲　枳实导滞丸六分，入煎　皮硝三钱，夹布一层缚中脘

当日晚改方去紫雪丹，又去皮硝。

昨日一派炎热之势，既得汗表热较退，所见证状，悉是阳明大实之候，虽证情依然重笃，而病则顺传。任法当下，但下厥上冒之势未除，抗病之势力，犹在上也。若以承气下之，与抗病之趋势相厄，悍药下之，恐其变，真是洞垣一方。

三诊　神气清楚，脉颇静，表热亦退，舌质不红，是里热亦无多，惟大小便不通，当通之。现在最要者，是慎食。　七月廿三日

钗石斛三钱　焦谷芽三钱　竹茹钱半　腹皮三钱　炒车前钱半　绿豆衣三钱　生甘草六分　查（楂）炭三钱　银花钱半　鲜藿香钱半　西瓜皮三钱　白归身三钱　梗通一钱　枳实钱半　赤白苓各三钱

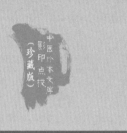

卞左 发热，形寒，下部汗出，满面风色，舌苔白，病属伤寒，本体大虚，最是难治之候。 十一月十二日

制附片六分　葛根钱半　川草薢钱半　赤白苓各三钱　小茴香炒研，八分　香葱白二个　秦艽钱半　炒橘核钱半　川楝肉炒，一钱　荔枝核炒，十个

二诊 是中毒性腺病，疝因淋而起，寒热是外感，汗出恶寒，是伤寒。虽与淋是两种病，但外感是乘虚而入，故与寻常伤寒不同。太阳少阴并病，而不见阳明症，此即所谓两感最难治之候。 十一月廿二日

制附片四分　秦艽钱半　炙草六分　草薢钱半　赤白苓各三钱　川桂枝二分　归身三钱　泽泻八分　葛根二钱

因淋疝而知其肾虚，故云太阳少阴两感，合之汗出恶寒，自宜桂枝加附子汤。

徐左 神昏谵语，唇舌干绛，舌苔如荔子壳，齿衄，目赤，气促，鼻扇，已四日夜不

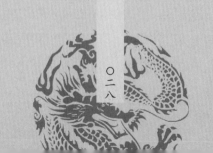

得寐。常用手自挦唇鼻，病已两星期。现在热入营分，大虚之候有险。

乌犀尖磨冲，分　钗斛三钱　杏仁三钱　鲜生地四钱　天麦冬各三钱　川贝三钱　归身三钱　白茆根去心，三钱　橘白络各一钱　茯神三钱　茆花钱半

伤寒病已两候，为最难着手之时期，明知神昏谵语，循衣摸裳，大实证候。当下而不可下，下之有肠穿孔出血之祸，不下而病毒不去，观下诊用皮硝外缚，真是无可如何之办法。终于事无济，抑且邪热入营，营血炽热妄行而齿衄，肺败而气急鼻扇。正虚而手自挦唇鼻，虽卢扁复生，何能为力。

二诊　药后，病不见差，仍神昏谵语，唇衄，齿焦，目眊，气急，鼻扇，日夜不安寐，常摄衣摸裳。据眼光与气急，恐其肺已坏，脉数甚，病情奇重，诚无多希望。

乌犀尖二分，磨冲　杏仁三钱　橘白络各一钱　白归身三钱　鲜生地五钱　川贝三钱　天麦冬各三钱　炙紫苑（菀）一钱

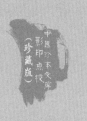

北沙参一钱　钗斛三钱　茆根去心,三钱　药分两次服,每服隔开四点钟,另用皮硝三钱隔布一层缚当脐。

此病下之死,不下亦死。与其坐与待死,孰与下之,或有万一希望。然而世风不古,背城借一不效。不惟自罹恶名,或者涉讼,坐草菅人命之罪。故成名之医往往爱惜羽毛,委之而去。

楼小姐　壮热,昨有汗,今日汗闭,舌苔黄且干,脉数,气急,表里并病,太阳阳明并见,当先事汗解。

九月十一日

炙麻黄三分　竹茹钱半　淡芩八分　知母一钱　炒枳实一钱　炙草六分　杏仁三钱

两阳合病,太阳未罢。阳明病热化已见,既汗汗闭,还宜汗之,悉是大论之法。

二诊　身凉脉静,外感已除,可以补。

九月十二日

归身三钱　枳实八分　潞党一钱　炒白芍三钱　川连三分

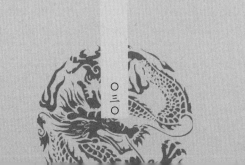

炙草六分　竹茹钱半　苡仁三钱　焦白术一钱

据昨案所述，有舌苔黄且干句，则已见阳明燥化之机，乃一药而表里悉解。可知前方麻黄之外，知、芩亦是主药。

程右　舌露底，耳聋，胸闷，脉滑，热不甚，却不退。昨有谵语，溲多，腹痛，头亦痛。按舌露底是营少，不宜燥药。耳聋谵语，病入少阴，有危险。胸闷亦营虚之候。

大生地三钱　川连三分　白芍钱半　知母一钱　川象贝各三钱　括蒌皮钱半　杏仁三钱　归身三钱　法夏钱半

谵语腹痛，若舌苔黄垢者是阳明大实证。此则舌露底，是营少津劫也，属少阴，诊断辨证，于此等处是着眼之点。

二诊　舌苔露底，近乎劫津，舌边隐青黑苔，是邪热传入厥少之候。故手指战动，欬甚剧，剧则致呕，欬不足患，病却有趋重之势。热不肯退，拟犀角地黄清

之。　　　　　十月十八日

乌犀尖二分　川芎六分 归身三钱　炙草六分　鲜生地 三钱　白芍二钱　杏仁三钱 川连三分　括蒌皮钱半　法夏 一钱　川贝三钱　象贝三钱

所谓传入厥少之候，假 使了解伤寒六经定义，可以 不繁言而解。少阴为虚证之 渊薮，厥阴为寒热错杂杂凑 之篇，此病似乎阳证而营少 津劫为虚，不内实不得谓之 阳明。故入之厥阴少阴，此 种病候杂治，所处方药，见 事办事而已。

郭右　暵热，无汗，头 痛，骨楚，均极剧。肌肤指 甲亦痛甚，口苦而腻，喉痰 窒如锁，病属伤寒。其痛为 神经痛，可从肝治。治肝为 佐，治太阳为主。

　　　　　　　　十月廿四日

柴胡五分　羌活四分　秦 艽钱半　淡芩八分　桂枝二分 制香附钱半　胆草二分　防 风六分　蒺藜三钱　首乌三钱 归身三钱　乳没香各五分

此案不详日候，以头痛骨楚衡之，起病当在二三日之间，则嘆热无汗，竟可汗之，乃云神经痛，从肝治，又无汗，而用桂枝，皆不合说理。

李宝宝 发热，泄泻，里热甚炽，是已化热之阳明经证。　　十月廿七日

葛根八分　竹茹钱半　腹皮三钱　枳实八分　木香钱半　淡芩八分　查（楂）炭三钱　橘红钱半　炙草六分

曰阳明经证，曰里热甚炽，则发热泄泻，正是葛根、芩、连之例，不用连而副之以枳炭等。当因泻利为伤食之故。

阮童 舌尖剥如血，中部及根际均厚苔，壮热无多汗，欬不爽，病已两候，即不成肺炎，亦可以直传厥阴。虚甚不可强责其汗，有危险。　　十一月十三日

葛根一钱　茆根三钱　杏仁三钱　知母一钱　枳实一钱　淡芩八分　象贝三钱　归身三钱　桑叶三钱　荆防各七分

伤寒以传阳明为顺，兹病已两候，而舌尖剥如血，是已见阴液受劫之兆也。是谓虚甚，不可强责汗，邪热无由外解，不顺传阳明，其势将为邪盛正虚。故云直传厥阴，厥阴者，虚证寒热错杂证之归薮也。

二诊　舌干，苔不匀，脉已见缓滑，热尚炽，头部有汗，躁烦略减，虽是佳朕，仍有危险。　十一月十四日

生石膏钱半　葛根一钱　枳实八分　查（楂）炭三钱　白茆根三钱　归身三钱　腹皮三钱　炙草六分　川贝母三钱　橘红钱半　杏仁三钱　淡芩一钱

仅头部有汗，非石膏所主，舌苔剥不匀，责胃肠消化机能不良。遂用枳炭，因虚而用归草，因欬而用贝橘，均循题敷衍，实无主疗办法。

三诊　病略减，仍剧，舌苔可以消导，热退清，尚须时。　十一月十五日

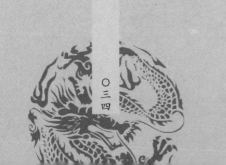

生石膏钱半　枳实一钱
象贝三钱　淡芩八分　炙苏子
三钱　查（楂）炭三钱　杏
仁三钱　葛根一钱　白茆根三
钱　橘络钱半　炙草六分　腹
皮三钱

四诊　脉甚平正，神气
亦好，惟热不退，且肌肤暵
燥，热退尚须时日。

川朴三分　淡芩八分　炙
草六分　象贝三钱　炙苏子三
钱　葛根八分　栀皮一钱　杏
仁三钱　橘红钱半　炒枳实一
钱

此证接手，便是在坏病
之列，其先无汗，不可强汗。
其后仅头部有汗，因烦躁而
用石膏，便不熨贴。一路治
欬消食，务其末节，今乃用
朴，毋乃不可。肌肤暵燥，
为阴虚而热，却无布置，何
也？

陶左　发热冷汗自是桂
枝证，惟舌色脉象均不平正，
此病恐有问题。其先证是肝
逆肾虚，虽有冷汗，桂枝不
中与也。　三月十七日

葛根八分　枳实八分　白
芍三钱　川连三分　蔓荆一钱

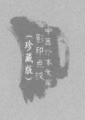

淡芩 八分　竹茹 钱半　查(楂)炭三钱　腹皮三钱

肝逆肾虚,何以见桂枝不中与。下案仍用桂枝,岂不矛盾?先葛根、芩、连,而后桂枝汤,亦见治疗失序。

二诊　项强冷汗较好,舌黄而剥,内热较差,而见表热,里病有外达之倾向,仍当桂枝解外。

三月十八日

桂枝三分　枳实八分　查炭三钱　腹皮三钱　猪苓三钱　淡芩一钱　川连三分　竹茹钱半　炙草六分　车前三钱

前云虽有冷汗桂枝不中与,兹冷汗较好反用之。盖因里热差而见表热,其热向外,因势利导以桂引之外达也。若初诊用之更佳。

王小姐　壮热,多汗,胸闷呕吐,胃气上逆,藏气肾逆,遂成下厥上冒之象。所以头晕便闭。　九月三日

川连姜炒,四分　防风六分　竹茹钱半　连乔三钱　橘络一钱

枳实八分　赤芍三钱　查
（楂）炭三钱　法夏钱半　腹
皮三钱

此夏秋恒多之病，胃气上逆呕吐，故以川连苦降，姜汁炒一所以止呕，一所以反佐其副药。虽针对便闭，亦皆有降逆作用。防风、橘络，不相类，或者有兼欬证。

二诊　壮热，脉滑，病在阳分，势所以壮，不全是病，乃大汗之后，汗闭所致被覆太多，能致大汗，亦能因此闭汗，经此转折，反虚。

九月三日

葛根钱半　淡芩八分　竹茹钱半　括萎仁钱半　川连四分　枳实一钱　炙草六分　黑荆芥八分

大汗后亦能闭汗之理，详见《伤寒论辑义》。按桂枝二麻黄一汤条下注释。

三诊　唇干，口渴，味淡，热不解而气急，是当用葛根芩连例。九月六日

葛根钱半　淡芩八分　杏仁三钱　括萎仁钱半　川连三分　枳实八分　法夏钱半　炙甘草六分

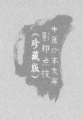

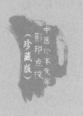

此案说理治疗，悉本大论之法。

邵右 仅天明时有微汗，现在仍无，形寒口淡，脉沉，此当发大热，现在尚未热。

病为正式伤寒证，麻桂不误，可加重。

十一月七日

炙麻黄四分　秦艽钱半　茵根四钱　炙草六分　防风八分　川桂枝四分　淡芩钱半　羌活八分　杏仁三钱

是伤寒前驱证也，虽非初证，尚须麻桂，或已有他医用之者，故案末，有麻桂不误，可加重之语，口淡即大论所谓口中和。合之形寒，正是麻桂所宜。脉沉当是脉不鼓指，假使执脉沉形寒，是麻附细辛渴证，便是拘墟之见矣。既未起反应发热，何以用茵根、淡芩，不可解。

二诊 昨予麻黄汤，药后得汗，仍形寒，脉气不宽，舌色则润，口味仍淡，再当解之。　十一月八日

桂枝三分　羌活四分　秦艽钱半　杏仁三钱

川连三分　葛根一钱　竹茹钱半　归身三钱　淡芩钱半　葱白二个　荆防各一钱

已有汗而仍形寒，去麻而用桂是也。案未言发热，而用葛根芩连汤，亦不可解。窃以为即使反应已起有热，仍形寒，舌色润，口味仍淡，犹是表证期，尚非葛根、连所主。

徐童　初起发热，旋即水泻，见四肢颤动，神昏，先曾服中药。后入医院，现在泻止，而腹胀，胸满而呕黄水，有白痦。自搔鼻，神气不安详，饮食不得入肌肤瞙干，手掌热，肠胃窒塞不通，而又见甚重之虚证。起病迄今已二十天，照此情形，有万分危险，甚少希望。因虚甚不能用药使呕，更无用泻药之理。但胃肠窒塞不通，药不能受，则无办法。

十一月廿六日

川连二分　生山栀钱半　枳实一钱　南瓜蒂二个,切　归身三钱　括蒌霜钱半　竹茹钱半　姜半夏钱半

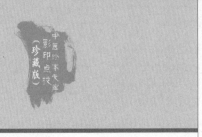

右药煎一大碗,分做六分(份),先缓服一份,不问能受与否。若吐则听其吐,约两钟后再缓服一份,此药若能受,即当有大便,然后进另方。

另方　钗斛三钱　麦冬三钱　川贝三钱　细生地三钱　归身三钱　茯神三钱　杏仁三钱

服前方如其见吐,或见大便,可接服此方。此药煎要浓,病人如其闷甚,可加紫雪丹一分。如其夜半热高,神昏谵语,可加犀角屑一分冲服。

此证正虚邪实,历时又久,虚不可补,实又不可泻,正是无可奈何。胃肠窒塞不通,除攻泻无办法,不得已思其次,欲以呕法。然呕法亦宜于实证,虚者不能胜。权衡轻重,取上夺呕吐法,所处两方,说得头头是道,毕竟投药未必能如如意珠也。然大法与病理赴合,假使得能微呕,则上下气通,当有大便,此理稍赜。说详《伤寒论辑义》按瓜蒂散条注释。

邹弟弟　发热一候,白昼肌肤津润,而夜间灼热无汗,饮多溲少,舌根白尖红,

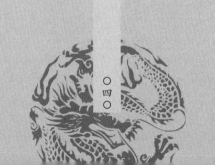

脉弦数，是伤寒病候。

六月廿三日

葛根钱半　淡芩一钱　六一散包，三钱　鲜藿香钱半　川连四分　炙草六分　黑山栀三钱　甘露消毒丹三钱

二诊　热略减，舌色甚红，小溲短赤，表里热甚炽。

六月廿四日

川连四分　葛根钱半　薄荷一钱　益元散包，三钱　鲜藿香钱半　淡芩一钱　连乔三钱　川朴四分　赤猪苓各三钱　甘露消毒丹三钱

三诊　伤寒二候初期，两进葛根芩连汤，热反较高，病进阳明期，其大热亦是正候，汗多烦躁，改以辛凉清剂。　六月廿五日

生石膏三钱　连乔三钱　茅术六分　粳米一合　肥知母二钱　薄荷一钱　炙草六分

四诊　从阳明经证治，热仍不解，舌苔黄化，大便多日不行，可以润肠，俾热从

下泄。　　　六月廿六日

枳实一钱　淡苓一钱　查（楂）炭三钱　甘露消毒丹三钱　赤苓三钱　连乔三钱　薄荷一钱　麻仁丸一钱

此案是伤寒正型之病，亦治疗正轨之法，除接手在表证期过之后，先之以葛根、苓、连，继之以茅术、白虎，再进而承气，着着合步骤。但取下法，用麻仁丸，失之太轻。

五诊　以消导润肠不应，热依然，虽属阳明，未致燥实，只宜以轻剂泻之。

元明粉六分　川朴八分　赤苓三钱　炙草六分　制川军八分　枳实一钱　淡苓一钱　查（楂）炭三钱

从此可知阳明证既取攻法，须用承气，汗之清之，其热不解。接手便用承气，决不为害，惟关键在期候。若在十日之内，虽未致燥实，用承气攻下，必可应手取效。而且缩短病期，以经验所得，百不爽一。若在十日以外，则须慎重，不得孟浪。古人称温病下不嫌早，实是指此等病机言，其骈偶一句曰伤寒下不嫌迟，误人不浅。读者若死煞句下，值伤寒后期，下之而致肠穿出血之祸，自误则至死不误，误人则引古书以卸责。循至怨前人欺我，古书无用。呜呼！读书未通，岂医书之咎哉！

六诊　昨方取小承气法，得大便甚多，热从下泄，得以轻减，神情脉搏均好，此后当渐入佳境。

六月廿八日

六一散三钱　黑山栀三钱　连乔三钱　归身三钱　甘露消毒丹三钱　云茯苓三钱　炒香豉三钱　薄荷一钱　炙草六分　鲜藿香钱半

七诊　热连日下降，夜间亦不高热，乍呼腹痛，府行尚未清肃，还宜导之。

枳实一钱　凉膈散冲，三钱　建曲二钱　大腹皮三钱　炙草六分　查（楂）炭三钱　六一散包，三钱　木香钱半　杭白芍三钱

八诊　又得大便，腹痛已除，尚有些微余热未清，脉舌均好，谨慎调护，不吃坏为要。

七月二日

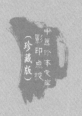

吴童 病热九日，大便虽行，而腹部硬急，内府之蕴积，须及早肃清。今已延误，后路可虑。

七月廿八日

生军一钱　川连四分　连乔三钱　六一散三钱　芒硝一钱　淡芩一钱　薄荷一钱　鲜藿香钱半

二诊　前日予泻剂，大便行，腹部硬急遂除，热亦弛降。连日来失治，热复逐日鸱张，唇舌均燥，肌肤暵干，夜寐不酣，神情烦躁，重险之病。既入佳境，又蹈险辙，诚属自误。八月六日

乌犀尖三分　丹皮三钱　六一散包，三钱　炙草六分　大生地三钱　川连四分　西瓜皮三钱

药盦医案　卷一

青蒿一钱　淡芩一钱　炙草六分　六一散包三钱　白薇一钱　归身三钱　云苓三钱　炒香豉三钱

吴童　病热九日大便虽行而腹部硬急内府之蕴积须及早肃清今已延误后路可虑。七月廿八日

生军一钱　川连四分　连乔三钱　六一散三钱　芒硝一钱　淡芩一钱　薄荷一钱　鲜藿香钱半

二诊　前日予泻剂大便行腹部硬急遂除热亦弛降连日来失治热复逐日鸱张唇舌均燥肌肤暵干夜寐不酣神情烦躁重险之病既入佳境又蹈险辙诚属自误。八月六日

乌犀尖三分　丹皮三钱　六一散包三钱　炙草六分　大生地三钱　川连四分　西瓜皮三钱

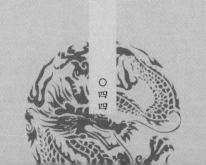

此必因攻泻未臻及毂程度，病毒蕴积于肠部者未清，邪热复鸱张为厉，相距九日再诊，情势大非。病家自误，此进犀角地黄汤，度亦可以挽回，此后无案。不知究竟，治案足为模范。

西医谓伤寒无对证疗法，有之惟维他命C。日惟打针输送维C，同时恣予橘汁，按水果中含维C最多者，西瓜为首位。其次为橘，其次为苹果，以故炎夏病伤寒者，频饮以西瓜汁最良。不但多得维C，可以防止出血，抑且有利溲之效，毒素由小便排泄。一物而有二利，其效实胜于药物，庸浅不知，反戒忌之。盖寡陋矣，方有西瓜皮，实即此意。

李先生 伤寒三候，热甚高，神志不清，腹部拒按，脉沉，舌苔黄垢，病属阳明实证。既失表于先，复失下于后。今攻之不得，解热无济于事，乃斤斤于白痦之透发，是诚不知缓急轻重者矣。至危绝险，绵力不胜，敬谢不敏，勉方试可。

川连四分　西瓜皮三钱
甘露消毒丹三钱　淡芩一钱
六一散三钱

另用皮硝三钱布缚大腹，如得大便自行再议。

接手治伤寒病如此案者，可谓奉命于危难之顷，受任于败军之际，既失表于初，复失下于后，乃斤斤于白㾦之透发。举世滔滔，医家、病家悉浮沉于此，病者终竟遭没顶之祸。医者以为白㾦已透，能事毕矣。其死命也，司命者不尸其咎。呜呼！医事败坏至于斯极。

明知是阳明府大实证候，却不敢以大承气汤投之。盖病在三候之顷，背城借一不效。若穿孔见血，反不如擅治白㾦之医，得保令名也。

张官官　初发热便甚壮，得西药大汗出，热降，旋复高，反暵燥无汗，是伤寒也，不得再误药。　　八月十日

炙麻黄四分　杏仁三钱　六一散三钱　炙草六分　川桂枝三分　川朴四分　鲜藿香钱半　生姜二片

得药大汗出，热降，旋复热高者，惟伤寒则然。大汗后汗闭，用桂枝二麻黄一汤，本仲圣法。

二诊 药后得微汗，热仍高，胸闷腹痛，大便多日不行，舌苔黄垢，伤寒在一候中。表证已解，既热化为阳明，及早下之。

八月十二日

川连四分　川朴四分　元明粉一钱，冲入　查（楂）炭三钱　淡芩一钱　枳实一钱　制锦纹一钱，后下　槟榔八分

大汗出，热降复高，微汗出，热仍高，信是伤寒病型。其传为阳明，不是病变，乃自然之趋势，表证罢而攻之，悉合大论之法。

三诊 药后得大便甚多，热遂下降，但此热退清须时日，现在色脉都好，不吃坏，愈期不远。　八月十二日

川连四分　丹皮三钱　炒香豉三钱　西瓜皮三钱　赤白苓各三钱　淡芩一钱　枳实一钱　益元散三钱　鲜藿香钱半

得泻，邪毒松懈，但热虽下挫，非旦夕清解也，亦伤寒热之定型。

黄先生 伤寒一月,热尚起伏,有时甚高,高热时不甚长,晨间仅微热耳。色脉均见虚象,此虚热也,非苦寒所宜。 十一月三日

潞党参二钱 云苓三钱 白芍三钱 山萸肉一钱 炙草一钱 白归身三钱 焦术三钱 淮药三钱 大熟地三钱

伤寒一月,假使治疗适当,又无并发病候,又无食复劳复之变,其病当解。若复有热稽留,审其色脉属虚,便当补之。若仍用苦寒清之,其热反甚,此案惩前医苦寒清法之失,改用轻剂补益,以敛虚热,取六味地黄之意,纵有些微实邪,补亦不为害也。

二诊 昨夜热度虽高,时间不长,今晨仅微热,夜间盗汗,舌面如镜鲜艳,大虚之候,脉弦无胃气亦虚象。 十一月五日

别直参一钱 焦术三钱 白芍三钱 浮小麦三钱 六味丸五钱 生熟地三钱 归身三钱 龙骨三钱 蜜炙芪三钱 炙甘草一钱

夜间盗汗是虚证，舌面如镜鲜艳，更是大虚之候，故此案进一步用参。若执夜间高热而疑沮，医家不敢用参芪，病家不敢服补药，则歧路之中将有歧路焉。

三诊　热连日低降，仅夜间有微热耳。盗汗已止，脉较有胃气，前方补之效，守方。　　　　十月八日

别直参一钱　归身三钱
云苓三钱　大熟地三钱　炙草一钱　蜜炙芪三钱　白芍三钱
焦术三钱　六味丸六钱，入煎

伤寒之后，热恋不解，审色脉属虚者补之。另是一格，如此案者，尚不难辨。有虚而热高者，用苦寒攻泻，其热反盛。王太仆所谓大虚有盛候，反泻含怨者也。此方不过于八珍、六味进退，其甚者宜参加附桂温补。

四诊　迭进补，夜间无热，脉有胃气，舌苔亦平正，胃口虽好，却宜慎食。

别直参一钱　归身三钱
白芍三钱　炙草一钱

大熟地三钱　云苓三钱　焦术三钱

药盦医案卷二

武进恽铁樵著

子道周藏稿

受业江阴章巨膺注释

温病门

陈左 壮热有汗,口味淡,却渴而引饮,溲不多,舌苔隐黑斑,呼吸粗,迷睡,此温热之挟湿者。病才昨日起,治早当然无害。

五月廿一日

葛根一钱 枳实一钱 梗通八分 查(楂)炭三钱 车前钱半,炒 竹茹钱半 淡芩一钱 腹皮三钱 花粉三钱 防风八分,炒 川连三分 秦艽钱半 赤白苓各三钱

案叙之证状,为温病恒蹊,呼吸粗,迷睡,因于壮热,舌苔隐黑斑,为有血瘀,系宿恙,不涉时病。故置弗论,以葛根、芩、连为主,方最为合拍。

二诊 脉洪滑,热不退,偏身觉重,疲甚,而不能安寐,有湿而又口渴,舌边隐黑,是有瘀,内热亦重,故微烦。   五月廿二日

炒山栀一钱 淡芩一钱 梗通八分 炒香豉三钱 细川连三分 秦艽钱半 白薇一钱 赤猪苓各三钱 炒车前钱半 归身三钱 花粉一钱 白茅根三钱,去心

偏身觉重,疲甚,湿热病恒态,此方着重在分利与清热。

三诊 面色已转,脉亦平正,现患欬,照例欬为余邪出路,不足为患。但舌色隐黑,心肺部有瘀,此是本病,与此次寒热无关。但与欬嗽却有关系。

白薇一钱 淡芩一钱 象川贝各三钱 瓜蒌皮钱半 归身三钱 杏仁三钱 赤白苓各三钱 炒栀皮一钱 茯神三钱 苏子钱半 橘红络各一钱 炙桑皮一钱

欬嗽为本病外增加之事，病未除即出门，重感风邪也。云欬为余邪有出路，在此病恐非是。

四诊　脉洪滑而数，面赤，舌隐黑唇干，气急，掌热，欬则膈旁痛，胸脘闷甚。夜不得寐，溲赤，症属副伤寒。膈痛是肋膜炎肿，病象虽重，亦温热常态，当是复感，病未除，即出门，再加感冒故也。　　五月廿四日

川连二分　葛根一钱　川贝三钱　枳实一钱　括蒌霜钱半　淡芩一钱　知母一钱　杏仁三钱　竹茹钱半　炙苏子三钱　钗斛三钱　白薇一钱　茆根三钱　梨皮二个　赤猪苓各三钱

在热病过程中，或因感冒而惹起肋膜炎，自属可能，在中医籍中不属之主病。但欬而胸膈痛，便谓是肋膜炎，恐失之疏简。其主征为疼痛及肋膜炎性摩擦音，患者常侧卧，健侧着席，患侧之呼吸运动较微弱，方是肋膜炎的候。

五诊　脉仍数，热仍高，亦仍不能安眠，头汗是有积证据，病从宴会后起，有积

是意中事。心烦口渴,胸中阻窒而热化,故如此。

五月廿五日

竹叶七片　括蒌霜钱半　杏仁三钱　焦谷芽三钱　查(楂)炭三钱　知母一钱　生石膏钱半　淡芩一钱　象川贝各三钱　白薇一钱　枳实一钱　鲜生地五钱　青蒿一钱　赤猪苓各三钱　木通一钱

六诊　头汗多,昨日大便二次行,夜间得寐,今日热较减,脉亦好,是无问题。溲赤如血,因病邪从溲便外达,膀胱热故如此。

五月廿六日

赤猪苓各三钱　归身三钱　白薇一钱　木通一钱　白茆根三钱　炒子芩一钱　川贝三钱　花粉一钱　知母一钱　细生地三钱

此案非重病,中经复感,并发肋膜炎,欬而神经痛,虽似变重,毕竟在温热常态之中。一路解热、宣肺、消炎、得溲、消导等法,的是治温标准之疗法。

徐官官　温热夹食,热颇壮,手掌尤甚,肌肤暵干,病七日以上,阴分已虚。虽热

壮，不能汗；虽有积，不可攻。神气未离，谨慎调护可愈。　　　　六月一日

白薇一钱　川连二分　象贝三钱　淡芩一钱　知母一钱　归身三钱　枳实一钱　杏仁三钱　竹茹钱半　另用皮硝三钱缚当脐，须隔布一层。

肌肤暵干，手掌尤热，故云阴分已虚。内实而阴虚，故云不可攻。

二诊　暵热九日不解，面色黄，舌苔厚而浮，阴分虚，胃部受伤，仓卒不得恢复，宜甘凉养阴，需以时日。

　　　　六月三日

钗斛三钱　川贝三钱　知母一钱　花粉一钱　细生地三钱　麦冬三钱　归身三钱　杏仁三钱　白薇一钱

热病惯用甘凉养阴法，为时医积弊。此证因暵热掌热，阴分虚而用之，与时医之法大不侔也。

三诊　暵热躁烦，口渴舌苔厚而松浮，虽大便行，仍有积。惟胃部有伤，不能攻。

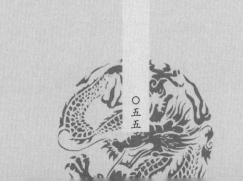

病情是坏症，胃不能消化，饿并不添病，吃反坏事，此病本有险，非仓猝可愈，勿心急。　　　　　　六月五日

白薇一钱　竹茹钱半　川连二分　杏仁三钱　青蒿一钱　淡芩一钱　知母一钱　归身三钱　枳实一钱　花粉一钱　川贝三钱　芦根四寸

四诊　脉缓滑，面色黄，神气不清楚，舌苔厚而松浮，此非好脉好苔，是温病末传之候，已出白痦，虚甚，手少阴证也。有大危险，调护不得法，则无希望。

钗斛三钱　归身三钱　云茯苓三钱　辟瘟丹半粒，研冲　麦冬三钱　川贝三钱　细生地三钱

迭进养阴，而病日以重，非治疗之失当，实阴亏之难复也。神气不清楚，即是但欲寐之意，故云手少阴证。其用辟瘟丹取强心之意，此病可愈，但无后诊，当系散失。

郑官官　壮热，脉数，无汗，泛恶舌光绛，手麻，是伤寒系风温，兼有积。

　　枳实一钱　淡芩一钱　川连二分　香薷三分　鲜藿香叶钱半　竹茹钱半　葛根八分　防风八分　薄荷一钱，后下

　　二诊　热壮，药后有汗，现在汗仍不多，欬不爽，舌苔厚，肤色渐红。此须防其出疹，风寒食积均重，故见高热，从阳明经府治。

　　　　　　　　　六月廿六日

　　薄荷一钱　查（楂）炭三钱　川连三分　橘红络各一钱　葛根一钱　腹皮三钱　淡芩一钱　象川贝各三钱　杏仁三钱　茆根三钱　枳实一钱　鲜藿香钱半

　　壮热而肤红，充血在表，邪机越在表分，为阳证。假定值痧疹流行时定必出痧疹，病易愈，不则缠绵。

　　三诊　壮热，无多汗，舌苔厚腻，昨夜有谵语，欬略爽仍剧，肤色仍红。

　　葛根钱半　竹茹钱半　桔梗四分　知母一钱　薄荷一钱，后下

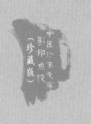

淡芩一钱 杏仁三钱 枳实一钱 香薷三分 茆根三钱,去心 川连三分 象贝三钱 胆草一分

四诊 热不退,有起伏,亦有汗,剧欬致腹痛,舌苔黄而润,此有湿热兼食积,因有积之故。欬甚而热弛张,积除则病差,但不可用泻药,泻则转痢。故如此之病,虽不要紧,却不免缠绵,大约尚须二三日。 六月廿八日

白薇一钱 查(楂)炭三钱 桔梗四分 杏仁三钱 炙苏子钱半 葛根一钱 竹茹钱半 木通八分 腹皮三钱 川象贝各三钱 薄荷一钱 枳实一钱 橘红钱半 藿香钱半 赤白苓各三钱

五诊 热退,大便仍未行,干欬甚剧,舌尖光,舌面有薄苔,虽无大便,不可攻,病不在肠也。欬为邪机有出路,当以宣达为主,必须吃素。 六月廿九日

炒防风一钱 杏仁三钱 橘络钱半 竹茹钱半 细生地三钱

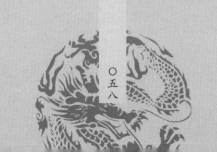

炙苏子钱半 桔梗四分 枳实一钱 归身三钱 象川贝各三钱

此证是风温正候，其兼证为欬嗽，邪机在肺卫，不在胃肠，故一路以宣肺疏风法获效。若因谵语腹痛苔黄厚等证而用泻药，则歧路之中复多歧路矣。

李右 面色不甚华，脉滑数，齿干，唇舌都从燥化，可以测知里面热，外疡之地位，是肾藏领域，肿确是腺肿，是因虚而肿，虚在气。

六月廿日

钗斛三钱 山茨菇钱半 炙乳香去油,三分 炒荆芥八分 白薇一钱 归身三钱 细生地四钱 赤白苓各三钱 炒绵仲三钱 天冬三钱

初诊病状如此，其病历之久可知，表无热，而唇舌都从燥化。盖大量缺维他命C之候也，故主以石斛、地冬之类。

二诊 舌苔不匀，脉洪而有力，此脉舌已较前为佳。现在时寒时热，下午似乎形寒，是有温疟意，股内廉有筋掣痛，另用药外治。现以退热为先务。

白薇一钱　竹茹钱半　制香附钱半　花粉一钱　木香钱半　淡芩一钱　青蒿一钱　鲜生地四钱　归身三钱　枳实一钱　川连二分　腹皮三钱　山慈菇钱半

三诊　热不退，上午较好，下午为甚。发热之前，先形寒。宜改从温疟治，舌苔厚，前半剥，腹鸣，是有积，胃不和，则躁不得寐。

六月廿四日

白薇一钱　枳实一钱　生石膏钱半　白归身三钱　炙乳香压去油，三分　常山四分　竹茹钱半　馒头炭四钱　川雅连二分　川贝三钱　腹皮三钱　焦谷芽三钱　赤白苓各三钱

四诊　神气脉象都较好，舌苔剥，胃中本来有伤，肠鸣，腹不痛而脘闷，其积不在肠而在胃，可消导，不可攻。消积则热当退，汗太多止之。

六月廿五日

橘白络各一钱　白薇一钱　查（楂）炭三钱　常山四分　知母一钱

浮小麦五钱　青蒿一钱　腹皮三钱　牡蛎三钱　瓜蒌三钱　糯稻根须钱半　枳实一钱　焦谷芽三钱　归身三钱　川贝三钱

五诊　寒热一日二次，袴褶核甚大，热则痛，舌苔尖剥，舌质不甚红，闷甚而倦。发热确是温，今日虽有大便，而胃部之积未动，积不动，热仍不得除。

逍遥丸钱半　牡蛎三钱　川连二分　青蒿钱半　槟榔六分　焦谷芽三钱　淡芩一钱　白薇一钱　枳实一钱　腹皮三钱　细生地四钱　归身三钱　川贝三钱　竹茹钱半

六诊　脉数略洪，此脉不算和，舌苔则较平正，是胃中之积已动。故痞闷略解，而寒热亦较减退。温热病已得机转，现在所可虑者，是胯间核肿，不用金黄散，但用六神丸与如意散，亦能消。但不能有充分把握。

六月廿七日

青蒿一钱　焦谷芽三钱　归身三钱　腹皮三钱　白薇一钱

花粉一钱 细生地三钱 知母一钱 淡芩一钱 鲜藿香叶三钱

七诊 热甚高,弛张颇盛,从下午热起,直至黎明方退。此为近一二天事,病型变动不居,并不复坏。一者温病本如此,二者是积动之故。惟神气不振,呼吸微窒,手掌灼热。每当热发时,干呕剧烈,此种见症,都不平善。心憒而胁下痞闷,是柴胡症。虚是小柴胡症,但仍不放心,因温病不得用伤寒方,是当斡旋。

炒柴胡四分 炙草六分 牡蛎三钱 淡芩一钱 知母一钱 细生地三钱 钗斛三钱 青蒿八分 枳实一钱 仙半夏一钱 白薇一钱 竹茹钱半

八诊 发抖,面色脉象舌色,顷刻之间,可以变换数次。抖属神经之属植物性者,但其感觉亦异常之敏。今午连抖数次,汗多胸闷,有时两颧时升火,其病理之探讨另详。 六月廿九日

牡蛎三钱　川贝三钱　天冬三钱　生白芍二钱　辟瘟丹半粒化服　钗斛三钱　归身三钱　薄荷一钱　当归龙荟丸三分，吞服

师以此病病理甚赜，口授孙君永祚命另书之，发抖是神经病证。论天气，关系头脑为多，论食积，关系肠部为多。此病之发抖疑是药力反应，推论如下：用凉药补药之后，病差须臾转剧者，病得药而伏。药力衰，病复显也。　用疏解消导药之后，病差复剧，则非是伏再显，乃是揭去一层病，再见一层病，是为病之转属。

今是病之转属，发抖原因在鞭块，鞭块之部分是肾之领域，鞭块之本身是腺肿。环唇亦肾之部位。抖将作之顷，环唇色泽渐变青黑，约三四分钟骤作抖，半分钟许抖止，环唇之色亦退。而面部升火，两颧微红，此环唇之青黑与颧之红，皆属肾。黑是血，红是虚，顷刻变化是神经。　抖发之顷，眼廉上下都见黑色，此部位属肝，衡量此病证，当是肝肾并病，由肾及肝。抖之性质，近乎中风，但其病仅在植物性神经，不及大脑识阈，故神志清楚。　至何以见此病证，殊不可知，腺肿是因劳乏故，寒热是因先有食积，后有感冒故。此极明显，无可疑者。

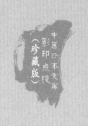

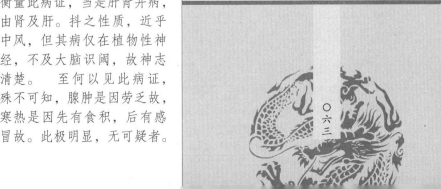

九诊 舌苔剥,舌质鲜红,面色略暗,抖已止,面色之暗,是因外疡。舌剥是胃阴受伤,苔厚积仍未除,但现在不宜攻,当侧重维持正气。　　六月廿九日

钗斛三钱　细生地三钱　竹茹钱半　归身三钱　皂角针钱半　天冬三钱　川贝母三钱　花粉一钱　怀膝钱半　蒲公英钱半

三十号早起加生芪、炙草,去皂角针、蒲公英、花粉,因已溃脓也。

十诊 表热似退,脉已清楚,面色较亮,惟口仍腻,苔虽满铺,仍黄厚,略有余热,当是积,不是外邪。唇齿从燥化,夜间寐不安,胸脘有痞,均是虚症,口腻却不能峻补。　　六月三十日

归身三钱　钗斛三钱　焦麦芽三钱　生绵芪三钱　枳实一钱　怀膝钱半　大生地四钱　竹茹钱半　赤芍钱半　白薇一钱　炒荆芥六分　茯神辰砂拌,三钱

十一诊　脉好无虚象，手掌仍热，却是虚象。口不腻，胃中已清，舌面两旁无苔，胃气尚无能伸展，此外无他，疮痛而已。

七月一日

桑枝三钱　竹茹钱半　焦麦芽三钱　赤芍钱半　枳实一钱　归身三钱　钗石斛三钱　怀膝一钱　茯苓三钱　生芪三钱　细生地三钱　连乔三钱

十二诊　色脉都平正，舌苔前半微剥，今午微形寒，热又略高，口苦，推究原因，当是略劳之故，尚无大害。积已净，舌剥还须注意胃阴。

七月二日

钗石斛三钱　归身三钱　赤芍钱半　川贝三钱　细生地三钱　炙草六分　枳实一钱　赤豆三钱　冬瓜皮三钱　丹参八分　竹茹钱半　桑枝三钱

十三诊　脉平正，舌苔从热化，略干，口味甜，今日下午有热，掌热甚于颜额，是

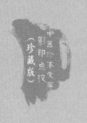

樂盦醫案 卷二

虛熱證據舌乾口甜，是濕熱證據。眠食便溺均尚好。是全身病為輕局部病為重。此熱與塊有大關係腫故熱。

七月三日

釵斛 三錢　澤瀉 錢半　桑枝 三錢　川貝 四錢　殭蠶 三錢　生地 三錢　歸身 三錢　青蒿 錢半　赤芍 三錢　桃仁 三錢　慈姑 錢半　白薇 錢半　子芩 錢半　丹參 三錢　赤豆 二兩泡湯煎藥

十四診　脈甚好。舌苔不勻胃腸總不和不能安寐。與此有關頭緒紛多。

川象貝 各三錢　釵斛 三錢　炒子芩 二錢　元參 一錢　細生地 四錢　歸身 三錢　白薇 一錢　赤芍 三錢　山慈姑 三錢　桃仁 三錢　桑枝 五錢　竹茹 錢半　炙殭蠶 錢半　枳實 五分　青蒿 一錢　佛手 錢半　茯神 辰砂拌三錢　赤豆 兩握泡湯代水

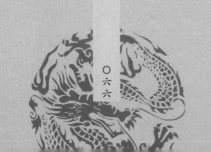

十五诊　面色有病容，是浮火得敛之症，是好处，脉较昨为佳，舌根苔化，都好。舌面前半微抽心，还当养阴。　　　七月六日

粗生地四钱　连翘三钱　鲜藿香钱半　西洋参三钱，另煎　生苡仁八钱　川贝四钱　鲜佩兰钱半　老山毛斛五分，另燉　冬瓜子八钱　归身三钱　鲜芦根一两

十六诊　掌热见白㾦，虚症已确，舌苔刻刻变换，当然病在肠胃。但是内脏植物性神经病。　　　七月七日

乌犀尖一分，磨冲　大生地四钱　苡仁八钱　沈（沉）香一分，磨冲　霍石斛五分，另燉　鲜藿香钱半　竹茹钱半　橘络钱半　西洋参三钱，另煎　鲜佩兰钱半　川贝一钱

此案逐日变化，委实难于应付。但大体是营虚血热，缺乏维 C 之候。故主疗一路不离地斛，其他则

随证加药而已,每案叙述说明,毋烦赘言。

傅宝宝 发热起伏不清楚,已近两候,此属暑温,神气色脉都尚好,不宜用悍药。退热,又忌通大便。因此病不可泻,照爱克司光,说心脏外膜有水,此与中国《内经》所同说,可以互证。

七月十五日

白薇一钱　竹茹钱半　甘露消毒丹二钱,入煎　苡仁四钱　枳实一钱　赤白苓各三钱

暑令热病用甘露消毒丹,有利水解热之效,师畅发其义,方中有菖蒲一味,所以引泻心囊之水,也因照X光说心脏外膜有水,因而神悟。从此病得之,详热病学中。

二诊 今日热度反略高,先是夜间欹,现在白日亦欹,小便短赤,舌有剥处舌质并不甚红。当今溲长,暑温属心,心邪从小肠泻也。舌剥与热不退,均是胃肠病,当略和之。　　七月十七日

焦谷芽三钱　川贝三钱
赤白苓各三钱　杏仁三钱　薄
荷一钱，后下　细生地三钱
钗斛三钱　益元散包,三钱
鲜藿香钱半　茆根三钱，去心
嫩白薇一钱　淡芩一钱　甘
露消毒丹二钱，入煎

三诊　颜额有微热，手
掌不热，啼时目眦润，不算
无泪，肌肤和有微汗。凡如
此热虽高亦不怕，暑温发热，
照例弛张极甚，不可强汗，
更不可攻下。前方并无不合
之处，多服数剂，其热必退。

七月十九日

鲜藿香钱半　赤白苓各三
钱　钗石斛三钱　白薇一钱
鲜生地三钱　鲜荷梗一尺　鲜
佩兰三钱　花粉一钱　银花钱
半　甘露消毒丹三钱，入煎

四诊　热尚未退，粪色
如泥，是肠胃不和。凡见此
种粪者，照例不退热。但蹭
遏粪以能下为佳，不过不可
攻，恐攻之，下利不止也。
色脉较前为佳，病较退。

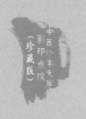

细生地四钱　象川贝各三钱　建曲一钱　木香钱半　炒扁衣三钱　赤白苓各三钱　腹皮三钱　白薇一钱　白归身三钱　炒苡仁五钱　梗通八分　杏仁三钱

五诊　热仍未退，近二日无大便，舌中心苔剥，胃中仍有积，苦于不能攻。但得黄粪下，便不发热。

七月廿四日

钗石斛三钱　枳实一钱　竹茹钱半　鲜藿香一钱　归身三钱　细生地三钱　白薇一钱　木通六分　赤白苓各三钱　知母一钱

六诊　热总不清楚，舌苔剥，大便仍如泥，此外各切都好，胃肠不相协调，当补不当攻。如其灌肠，适得其反。　七月廿六日

钗斛三钱　归身三钱　细生地三钱　茯苓三钱　川贝三钱　木香钱半　橘白络各一钱

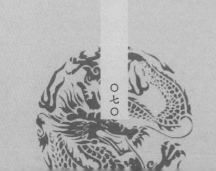

七诊　热又转高，舌苔仍剥，凡胃肠不和，则肌表容易感冒，病属复感，而所以复感。即因此，此须调理内脏为先务，节食亦要紧。

七月廿八日

白薇一钱　细藿香钱半　赤白苓各三钱　竹茹钱半　枳实一钱　炒车前钱半　西瓜皮三钱　薄荷一钱，后下　银花三钱　焦谷芽三钱　甘露消毒丹钱半，入煎

八诊　色脉都尚好，大便褐色，亦不算坏。现在热未清，仍是肠胃不和，积净其热自退。现在外面此种病甚多，并无危险，亦不可用重药，用重药反有危险。

归身三钱　枳实一钱　细生地三钱　钗石斛三钱　竹茹一钱　梗通八分　焦谷芽三钱　赤白苓各三钱

九诊　热仍不退，前两日低，今日骤高，肤凉，头热，恐是气候关系。其舌苔脉象面色并无异征，且所下之粪甚好，照例其病当退。

八月五日

知母一钱 花粉一钱 鲜生地三钱 白薇一钱 象川贝各三钱 青蒿一钱 杏仁三钱 西瓜皮三钱 竹茹钱半

十诊 神气脉舌并不坏,热则循环不已,汗甚多,舌色常变,此因汗多表虚,因而消化不良。当注意调护,用药当以止汗为主。因此,汗不正当,汗多则心房弱。

八月七日

牡蛎三钱 浮小麦五钱 白薇一钱 赤白苓各三钱 竹茹钱半 炒薏仁五钱 枳实一钱 鲜荷梗一尺

另用龙骨、牡蛎、糯米各二两,研为粉,用粉扑蘸,涂头面胸背。

十一诊 泻后,指尖厥,定属虚。现在大便仍不实,下绿水,此是不当下而下。必须止,热起伏,关本元,面形苦,藏气已伤,当然要补。但勉强硬填,总不是事。

归身三钱 钗斛三钱 细生地四钱 川贝四钱

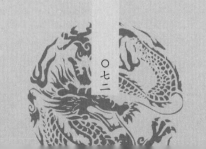

茯神三钱　木香钱半　炒扁衣三钱　芡实三钱　伏龙肝一两,煎汤代水　牡蛎三钱　茯苓三钱　江西子一钱　麦冬三钱

十二诊　肢凉头热,手冷至肘,脚冷至膝,汗多,下青绿粪,昨夜仍五次。此实四逆亡阳之候。吃紧处在心弱而阳虚,所以一变至此。在放胆用攻剂,下之利不止为败征,只能勉为其难,不能说有把握。　八月廿四日

制附片六分　吴萸三分　薤白六分　焦白术一钱　毕澄茄三分　焦谷芽三钱　归身三钱　茯苓三钱　浮小麦五钱　左牡蛎三钱

此病难治。其一,当接手之初,病已两候。其二,中西药杂投,开场照 X 光。盖先就西医不效,乃改延中医,而意志不坚,或欲灌肠,从十一、十二诊两案观之,必自服泻药。故此诊见少阴亡阳自利险证,方从白通汤意。干姜嫌其辛热,代以毕澄茄。谷芽、苓、术,所以绥抚胃肠。牡蛎、小麦用以敛汗,竭力斡旋,可谓神工。

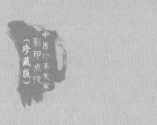

十三诊　泄泻止，手掌颜额热都较减，脉亦较有起色，面形仍苦，病已见机转。惟为程尚远，口渴不宜再温，徒温亦不足济事。

八月廿五日

麦冬三钱　五味子三分　细生地三钱　木通一钱　薏仁五钱　归身三钱　钗石斛三钱　赤白苓各三钱　赤豆二两，泡汤代茶

汗敛泻止，阳回机转，便见热象，可知前方不用干姜，大有分寸。掌热是阴虚，故以归、斛、麦冬，取生脉散意。

十四诊　色脉颇好，神气殊萎顿，此不但是疲乏，其胸脘必感不适，粪甚好。因如此之粪，是肠胃有权，为消化力恢复之朕兆，粪中微菌，似可置不问。

炒扁衣三钱　木香钱半　炒建曲一钱　归身三钱　茯苓神各三钱　浮小麦五钱　麦冬三钱　五味子三分　牡蛎三钱　西洋参钱半

十五诊　寐安，神气亦好，其痤痱非白痦，溺多亦好，现在手掌不热，呼吸停匀，

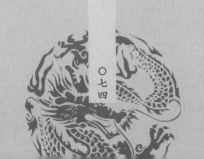

胃气亦伸,其热是虚热。得霍石斛当差,大便中痰,确是痢,大份无妨。

木香钱半　竹茹钱半　腹皮三钱　白头翁三钱,酒洗　茯苓三钱　归身三钱　查(楂)炭三钱　细生地三钱

此后几诊有痢证状态,良非真正痢疾,当是温剂之后,回阳而见肠炎,亦是中阴溜府之病机。

十六诊　泻与高热均吃紧,廿九日拟方是止泻之剂,止之不止,仍有四五次之多,在例不可温。

八月三十日拟方:

木香钱半　炒扁衣三钱　赤石脂二钱,煅研飞　芡实三钱　葛根一钱　荷蒂二个　钗石斛三钱　白头翁三钱,酒洗　梗通一钱

十七诊　近二日有高热,下青绿粪,干厚而腻,仍是宿积,不过能下是好处。假使肠胃无权,此积必不肯下,积净其热当退。脉不匀,心房瓣膜有病,小便利,心囊决不聚水,此瓣膜病,与热有关,热退后可渐愈。肛门红,是脱肛前一步

事,亦是虚证。面色好,寐安,都佳。全愈之期,必不在远。　　八月卅一日

江西子一钱　归身三钱　茯神三钱　人参须钱半,另煎　钗石斛三钱　麦冬三钱　枳实一钱　竹茹钱半

十八诊　粪色青黑黏腻,一日有四次,且略见后重。当作痢治,热不清,实为例外,或者须积净之后,方能退清。　　九月三日

白头翁四钱,酒洗　青木香二钱　查(楂)炭三钱　川连炭二分　腹皮三钱　香榧子一钱,炒去壳　油当归钱半　枳实一钱　江西子一钱,土炒　槟榔四分

十九诊　病情较前为正路,粪较黏,老黄色酸臭,算好的。痢疾见此粪,是将愈之兆,热所以不退者,因积现在肠胃渐次清楚,热现决不致再发,不过粪在热尚未清,尚须服药数日。

　　九月八日

江西子一钱,土炒　归身三钱　茯神三钱　焦谷芽三钱　木香钱半

人参须一钱，另煎　钗斛三钱

细生地三钱　白头翁三钱，酒洗　枳实一钱　竹茹钱半

西洋参钱半，另煎冲

二十诊　近来发热起伏，日间退清，夜间热高，此虽与前次相似，而病情迥然不同。舌质红，苔粗而化，肤凉，汗多，指尖冷，此种情形，都是新添之症。其为复感无疑，表虚则生内寒，大便溏薄，即是腹部无热之故。

九月十三日

牡蛎三钱　炒扁衣三钱

木香钱半　银花钱半　另用牡蛎、龙骨粉止汗。　连翘二钱　炒建曲一钱　薏仁四钱

归身三钱

此病回翔盘舞，变故无极，委实难于应付。假使操切用事，恐无以竟功，看他一路用药，只以养血扶正培脾等法。

廿一诊　脉颇匀整，粪色甚好，热尚未清，其舌色并不红，亦不燥，常见花剥之苔，胃中并不过热，但消化力不及谷。　九月十七日

江西子一钱，土炒　归身三钱　茯苓三钱　炒白芍一钱　赤豆一两，炮汤代水　人参须一钱，另煎　木香八分　槟榔二分　焦谷芽三钱

廿二诊　脉好，神气好，热仍有起伏，有时低过常度，是虚，此外无他。衣太暖，汗多反易受凉，此须注意防其复感。　　九月廿一日

牡蛎三钱　浮小麦五钱　钗斛三钱　江西子一钱，米炒　炒建曲八分　归身三钱　炒扁衣三钱　茯神三钱　象川贝各三钱　糯稻根须钱半

廿三诊　舌色从寒化，发热泄泻，新凉感冒，兼有食积，此与前次不同，不致延长。　　十月四日

制小朴二分，姜炒　葛根一钱　赤白苓各三钱　象川贝各三钱　建神曲一钱，炒　木香钱半　炒扁衣三钱　橘红络各一钱　大腹皮三钱　查(楂)炭三钱　焦谷芽三钱

此病克竟全功，传君感激殊深，改儿名为德恽，字樵苏。更赠匾额，题曰"国医圣手"。跋语大意，谓小儿初病仅伤风欬嗽发热，经小儿科某外人诊断为急性肺炎，治之一来复而痉。又二日热复发转高，自是一月之间所延沪上著名之小儿科西医凡四。聚讼纷纭，莫衷一是，既而照以X光，始决定为心脏外膜炎症，不谓咸治，乃延先生诊治。阅两月而沉疴悉起，得一生于九死，由是知西医比议推翻中医，为不度德不量力之举，云云。

郭左 壮热，脉洪而弦，此弦脉是假象，是不足，不是有余。手掌热，是其证据。掌热虚也，病属暑温，不可汗，复不可攻。现在肠胃略有伤，须七日乃至十日方能愈。 七月七日

淡芩一钱 白薇一钱 枳实一钱 赤白苓各三钱 青蒿一钱 归身三钱 竹茹钱半 鲜藿香钱半 牡蛎三钱 括蒌霜钱半 甘露消毒丹三钱

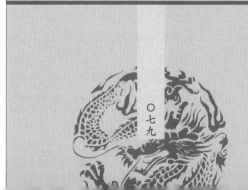

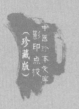

脉弦是假象，是不足，其理稍賾，参看脉学发微，不难索解。此因暑月热病，心力多衰，益以掌热。故所论及所用药如此。

二诊　暑温壮热未解，舌苔结，积未除，此不可攻。阳明经证，攻下往往误事。现在掌热略减，是好处，须勿再生枝节。　七月九日

薄荷一钱　牡蛎三钱　枳实一钱　赤白苓各三钱　白薇一钱　淡芩一钱　知母钱半　茆根三钱，去心　竹茹钱半　鲜藿香钱半　甘露消毒丹三钱

三诊　热不见退，汗多唇绛，泛恶，舌色颇见燥化，此病所以缠绵者，暑温夹湿，本易拖延。而此病病历亦有关系。　七月十一日

仙半夏钱半　川连三分　白薇一钱　扁衣三钱　赤白苓各三钱　括蒌霜钱半　淡芩一钱　牡蛎四钱　建曲一钱　橘红络各一钱

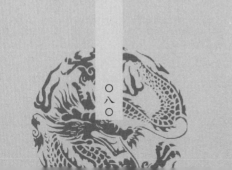

鲜藿香钱半　银花三钱　竹茹钱半　蔻仁四分　甘露消毒丹三钱

此病必曾经汗下,致虚其表,复创其胃肠。观第一诊案语,及此案病历亦有关系句,可知也。语意含蓄,盖明言曾经误治,则有伤同道情感也。

范左　饮冷,又浴后感寒,致腹中疼痛,大便水泻,脉舌尚可,无汗,此与霍乱大同小异,最易转属痢疾。

七月二日

木香钱半　毕澄茄五分　制小朴三分　制香附三钱　防风炒,六分　腹皮三钱　槟榔七分　炒荆芥四分　青陈皮各一钱

辟瘟丹一粒,分两次服,另用一粒,研碎置当脐,外盖暖脐膏,用热水袋外熨。

此夏令中寒恒有之病,治之当,数日可已。大便水泻,经所谓洞泄寒中也。自宜温中,见发热,病反转轻矣。

二诊　唇从燥化,舌从湿化,腹痛止,泻不止,恐是其转痢。湿热交阻,则必发热。发

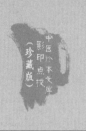

热者,为湿温,此病颇有进出,治之得法,五六日可愈。

七月三日

防己四分　茵陈蒿三钱　金银花钱半　木香钱半　蒌梗钱半　川连炭三分　赤白苓各三钱　建曲一钱,炒　白薇一钱　焦谷芽三钱　白头翁三钱,酒洗　甘露消毒丹入煎,三钱

中寒化热,亦是中阴溜府之病机,病退非病进也。故可与之期日愈。

三诊　色脉都尚可,腹痛除,但渐胀,舌红,脘闷,肌表不热,热化症象亦较昨日为减。惟病仍未除,尚有转痢发热之可能。七月四日

川连炭二分　赤白苓各三钱　蒌梗钱半　腹皮三钱　白头翁三钱,酒洗　括蒌霜一钱　青防风八分,炒　建曲一钱　木香钱半　甘露消毒丹三钱

表热除,热化症象较轻,体工反应之本能罢止也。病仍未除,只算是余波。

叶宝宝　发热作阵,退不清楚,已十八日。近三日,较前稍甚,神气脉象尚好。惟

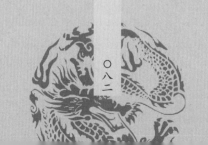

平日秉赋弱，大便约，而常苦脚肿。现在患热疖甚多，病属暑温，假使平时不晒太阳决不患疖，既患疖，其受暑证据极为显明。又发热照例不宜多吃，因肌表有热，则消化不良，停积则热不肯退，积在胃，不在肠，则舌上无苔。凡如此者，不可攻，只宜消。　　八月一日

焦谷芽三钱　竹茹钱半　腹皮三钱　白薇一钱　甘露消毒丹钱半　鲜藿香钱半　银花钱半　枳实一钱　薄荷一钱，后下

此案大非大证，案语明白如书，治疗与说理可相印证。病者在苏州，系外埠出诊，故仅二诊。第三方系改方，果二剂得大便而热退，妙在病家郑重其事，聘得上海名医，而先师不张大其词，只用轻清清暑利水消导等法。若时下名家必书病势鸱张，慎防痉厥，以唬吓，至少必用高贵药品，如犀黄等类，以副名医远道出诊之身价焉！

二诊　今早热较高，面色稍嫌黄暗，发热久不退。所以如此，暑温与伤寒异治，

不得发汗,复不可攻下。所以必须一候或两候,其余病情,详前方节食为先务。

八月二日

银花三钱 腹皮三钱 查(楂)炭三钱 枳实一钱 鲜藿香钱半 白薇一钱 川贝三钱 归身三钱 知母一钱 焦谷芽三钱 瓜蒌三钱 竹茹钱半 益元散三钱,包

三诊 热尚未退,此与热疬有关,大便不得,当略通之,改方如下。

八月五日

白薇一钱 银花三钱 六一散三钱 青蒿一钱 郁李仁三钱 竹茹钱半 枳实一钱 焦谷芽三钱 麻仁三钱 甘露消毒丹三钱

药后当腹鸣,如一剂不大便,连服二剂三剂,当有大便,便后热退后,均当换药。

沈左 伏暑秋温作伤寒治,无有不增剧者,现已匝月,面部浮肿,舌剥,热度仍高,有大危险,病未去,阴已伤也。　八月廿六日

鲜藕汁半盅　知母一钱
天冬三钱　归身三钱　细生地
三钱　元参三钱　橘络钱半

首句即揭明手经足经之
辨也。夏秋病热，不宜重药，
作伤寒治。重剂创其内部，
意在言外，故面肿舌剥热高。
看他一路只用归、地、冬、
斛、养阴，虽高热不用重剂，
病经匝月，仅诊疗四次，阅
时一候，便得诸恙悉差。殊
见轻灵之妙，以此案而证其
手经足经之辨，岂不信哉？

二诊　药后得大便，所
苦好得多。脉亦好，神气总
不安详，虽好得多，未出险。

归身三钱　细生地三钱
法夏一钱　苡仁三钱　炙草六
分　细川连三分　赤苓三钱
蒌仁去油，一钱

三诊　仍在险中，脉则
较好，希望较多，当养营。

八月廿八日

大生地三钱　知母一钱
归身三钱　生草四分　釵石斛
三钱　川贝三钱　橘络钱半

四诊 诸恙悉差，心馋，非心馋感饥耳，头眩是虚，可补。 九月一日

西洋参钱半　绵仲三钱　炒菟丝子三钱　橘络钱半　滁菊钱半　大生地四钱　杏仁三钱　钗石斛三钱　佛手一钱

何右 初起湿温，发白㾦，口碎，迄今已两月余。现在不发热，痹甚，目光异常，语无伦次，是温病有转属脑症倾向。虚甚当补血，亦当弛缓神经。

八月廿六日

大生地四钱　钩尖三钱　蒺藜三钱　秦艽钱半　回天丸半粒药，化服　白归身三钱　天麻三钱　赤芍钱半　胆草八分

此案可谓温病误治之恒蹊，必拜豉、卷、石斛之赐，而致末传入脑之候，补血弛缓神经，尽人事而已。录之为世炯戒。

顾童 脉和，舌光微白润，寒热不定，有时一日两次发，此非疟，乃温病似疟，伏暑秋温之候也。尚须发热，候舌有黄苔，然后可以全愈。

八月廿九日

海南子五分　赤苓三钱
淡芩七分　炙草五分　枳实炭七分　归身三钱　苡仁四钱

录此案以示范温病似疟之候，不可作疟治。候舌有黄苔，然后可能全愈。含蓄多少病理在内，读通《伤寒论》，则此句明白如话。

印左　热起伏，早轻夜重，汗多，舌质绛，此正式暑温，病在可治之例。

八月十日

白薇一钱　茹竹钱半　银花三钱　薄荷一钱　枳实一钱　查（楂）炭三钱　淡芩一钱　牡蛎三钱　腹皮三钱　藿香钱半　甘露消毒丹三钱，入煎

（二）诊　热间歇而作，神气脉象都尚好，此种病每延长。　八月十三日

白薇一钱　银花三钱　淡芩一钱　茆根去心，三钱　知母一钱　花粉一钱　竹茹钱半　薄荷后下，一钱

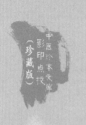

牡蛎三钱　藿香钱半　甘露消毒丹三钱，入煎

三诊　左脉弦，热较退，仍未清，面色则亮，余无他。

八月廿日

青蒿一钱　归身三钱　赤白苓各三钱　甘露消毒丹三钱，入煎　白薇一钱　花粉一钱　鲜藿香钱半　知母一钱　牡蛎三钱　苏薄荷一钱，后下

四诊　脉数，寒热退，腹痛，大便不实，恐其转痢。

八月廿三日

炒扁衣三钱　腹皮三钱　竹茹钱半　枳实一钱　赤白苓各三钱　炒建曲一钱　梗通八分　木香钱半　藿香一钱

五诊　热退，泻止，别无所苦。病除，舌光红，疲乏，乃题中应有之义。

八月廿五日

归身三钱　橘红一钱　赤白苓各三钱　细生地三钱　钗斛三钱　秦艽钱半　江西子炒，一钱

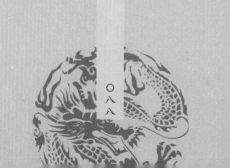

六诊 热起伏不清楚，色脉都好，舌色仍不平正，感风则发，劳乏则发，进油腻亦发此。因有伏暑之故，心急不得。

银花钱半 竹茹钱半 白薇一钱 赤白苓各三钱 薄荷一钱，后下 枳实一钱 秦艽钱半 牡蛎三钱 鲜藿香钱半

裴官官 暑温五日，曾衄，现在略有谵语，手掌微热，脘腹部痛，拒按，上膈痛尤甚。神气形不足，并不泻而舌边光，是外感郁不得达之证。上膈痛是寒，脘腹痛是积，在阳明经不可攻。掌热是虚，暑温兼虚，照例复不可汗，勿创其藏气，病尚在可愈之列。 八月八日

白薇一钱 竹茹钱半 归身三钱 括蒌霜钱半 薄荷一钱 枳实一钱 川贝三钱 鲜藿香钱半 橘红一钱 查（楂）炭三钱 腹皮三钱 炙苏子三钱

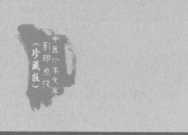

二诊 舌质绛，颇见化燥症象，小便清长，大便硬，量多，均佳，热未清。但慎食，勿生枝节。一二日可退，颇虚，宜维持正气。

八月十一日

归身三钱　知母一钱　银花二钱　细生地三钱　赤白苓各三钱　川贝三钱　花粉一钱　荷梗一尺　鲜藿香钱半　益元散包，三钱

三诊 舌糙，质绛，热退不清，暑温都有如此者，其所以不清之故是积。积在胃，攻之适增剧，正当治法，一面消导，一面慎食。

八月廿四日

银花三钱　淡芩一钱　竹茹钱半　钗石斛三钱　西瓜皮三钱　花粉一钱　枳实一钱　知母一钱　鲜藿香钱半

忻右 病经十一日，见种种末传症候，舌无血色，齿衄，耳聋，泄泻清水，脉洪，气急，不能食，尚能寐。泄泻一日夜十余次，粪水中夹有鲜血块，并见欬，却不爽。此病危险已至峰极，以时令衡之，其初起当是秋温。齿衄、耳聋，则入厥少，法

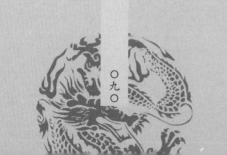

当神昏谵语动风诸恶候并见。今不尔而泄泻，是为下脱，神虽清，危险则同于动风。因清热过当，与漏底伤寒同一病理，且伤寒可温，温病不可温，尤为难治。

　　　　　　　　九月五日

　　乌犀尖三分　归身三钱
细生地三钱　芡实四钱　炒扁衣三钱　炙草六分　象川贝各三钱　橘红钱半　款冬一钱
佛手一钱　鲜藕汁代茶

　　病甫十一日，而已见种种末传症候，必经过错误之治疗，通常失之平淡敷衍，此则当是重药创其正气，从清热过当句，可知是恣用寒凉之弊。泄泻夹有鲜血块，并见齿衄，自是营血炽热。合用犀角、地黄，然而舌无血色何也？以理衡之，大热当在营分，而前医必恣用石膏等剂，清卫分之热，而致藏气营卫悉乱耳。胃肠无蕴积，更不及脑神经，故神清而无神昏谵语恶候。然而措手良难。

　　二诊　色脉均较平正，泄泻差减，血亦止，希望较多。然前此病太深，今转机太

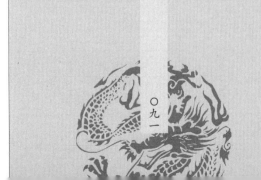

捷，体工变化太速，必仍有低昂。惟脉不乱，气不急，则可以测知纵热度再高，病亦较前为减。　　九月六日

细生地三钱　象川贝各三钱　麦冬三钱　橘络钱半　炙草六分　乌犀尖二分　陈阿胶一钱　归身三钱　丹皮八分　杏仁三钱

转机太捷，体工变化太速，必仍有抵（低）昂。此三语殊多隽味，暗合仲圣脉暴出者死句之理。盖药物治疗，所以助体工抗病之力也。若机转太速，则药力为之，非体工本能之胜病，药力衰，其病仍得猖獗，而体工之抗病力，转因有恃而衰减。故邪机与正气必有低昂。是不可不临事而惧，此因脉不乱气不急，而测知纵热度再高，病较前为减，真是精要之理。亦是神化之笔。

三诊　血已止，泄泻不止，表热已退，内热甚炽。此内热是虚热，乃血中酸素自燃，从内发不从外烁，泄泻颇为可虑。脉则较好，危险视前此已减少许多。

人参须一钱　芡实三钱　炙桑皮一钱　大生地三钱　元参八分

炒扁衣三钱　川贝三钱　炒槐米钱半　鲜藕汁半盅　归身一钱

毕竟机转太速，不足喜，前测热或再高，今热退而泄泻不止。是胃肠无权，亦是体工衰惫之表现，泄泻颇为可虑，盖虑在气虚下脱耳。

四诊　脉霍霍然大，贲然不任按，是失血过多，心房起代偿作用，故有此脉象。舌面黑苔紧砌，舌边光有苔，无苔处界限分明。此是热陷之证，黑苔是血，紧砌是虚，据述前数日面上有红点，今仅脚上有之，是即陷里之故。今早数便，而最后所便，仅涓滴，是欲下脱而不得遽脱，致成后重症象。如此重症，再转而成痢，何能希冀幸免。面色甚劣，加之不能食，不得寐，委实非常难治。拟勉维正气，托之向外，若利止后重除，面部再见红点，方是吉证。

九月八日

乌犀尖五分　当归三钱　炙草六分　大生地四钱　木香一钱　人参须一钱　川芎四分　枣仁三钱　白头翁酒洗，三钱

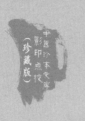

此病不可为，症状病理，案语详明，毕竟前方特效，机转太速，因于药力，非体工抗病之胜利。从此知全恃外援以获胜利者，终竟靠不住。

五诊　面色灰败且肿，所下黑粪是纯血，今日能寐，能略进食，脉亦较好，虽较好，仍无补于事，元气大伤，不能支持，为难实甚。

九月九日

人参须三钱　炒枣仁三钱　归身三钱　炒槐米四钱　荷蒂三个　陈阿胶三钱　大生地四钱　炙草六分　炒扁衣三钱　橘红钱半

能寐，安知不是脑贫血神经衰弱之少阴证，能食，安知不是除中，病不可为也。

李小姐　先是右脚流火为患，乍发乍愈，亘四十日，现在寒热如疟，先冷后热，发作有定时，高热炙手而退不清，口苦不引饮，舌有湿象，脉洪清，当先除其热。症情是伏暑秋邪，因治流火之故，热不退而延日。

十月一日

白薇一钱　淡芩一钱　梗通八分　生石膏二钱

秦艽钱半 茅术三分 茯神三钱 炙僵蚕一钱 竹茹钱半 松节二个 知母一钱 赤白苓各三钱

流火之疾，现代谓是连领状球菌为之病原，劳动辄发，频发，则心力易衰。此病乍发乍愈，亘四十日。继之以寒热如疟，虽属两件事，而其心力已衰。故二诊有舌色见虚象，脚趺以下肿甚，明是心脏衰弱之候也。观其用药，当是寒少热多之候，取茅术白虎汤意。

二诊 壮热，弛张如疟，而热型无定，舌色见虚象，脚趺以下肿甚，亦痛甚，手不可近，最劣者在神色不安详。既不可汗，亦不任苦寒。却又不可补，稍为难治。

白薇一钱 细生地三钱 生石膏钱半 乳香炙去油，三分 知母一钱 钗石斛三钱 炙僵蚕钱半 茯苓三钱 茯神三钱 川贝母三钱 炒荆芥五分

另用鲜金丝荷叶捣烂敷痛处。

脚趺以下肿甚，日亦痛甚，手不可近，必兼焮红，则流火正候，观用鲜荷叶捣烂外敷可知也。曰舌见虚象，必舌色红而鲜艳，观用生地、钗斛可知也。

三诊　脚肿与热均未全退，神气较安详，脉亦较好。所虑者是再发热，须严谨忌荤腥。　　　　十月十四日

梗通八分　灸僵蚕一钱 苡仁四钱　生石膏钱半　灸乳香二分，去油　川贝三钱　钗石斛三钱　茯神三钱　焦谷芽三钱　赤白苓各三钱　白薇三钱　炒枣仁三钱　橘叶三钱　白茆根去心，三钱

四诊　脉已缓和，舌苔不匀，胃中有客热，虽思食，并非正当胃口，当节食为是。恐其食复，致费周折，脚趾丫水泡乃湿邪出路，不为劣，可用针挑破令出水，乃佳。溲少宜分利。　　十月五日

细生地四钱　橘叶三钱 竹茹钱半　六一散包，三钱 茆根三钱

钗石斛三钱　茯神三钱　淡芩一钱　赤白苓各三钱　炒枣仁三钱　木通一钱　归身一钱　炙乳香去油,一钱

伏暑秋邪,手少阴心病,不任重药,一路以利溲为副疗。每方用赤白苓、梗通、木通等,冀邪机由排泄下达,观此案语,明白如话。

五诊　脉色都平正,热亦退,是内病已无问题,趾丫出脓亦好,是余邪出路,胫股肿尚未全退。大约还须时日,故五日内仍须忌口。

十月八日

怀膝钱半　赤芍钱半　细生地三钱　炙僵蚕钱半　归身三钱　橘叶三钱　钗石斛三钱　白茆根去心,三钱　羌活五分　桑枝三钱　茯苓神各三钱

六诊　诸恙均瘥,见欬嗽是新凉感冒,趾丫之脓是出路,不可强止。三数日后自除。

十月十二日

当归三钱　杏仁三钱　桑枝三钱　象川贝各三钱　大生地四钱　木瓜三钱　橘叶三钱

炙草六分　橘红络各一钱　赤白苓各三钱

另服两仪膏一斤，早晚各一羹匙开水冲，食远服。

老太　脉平正，舌苔厚黄，舌蒙黑色。凡见此种苔者，恐其便血。太息因胸脘闷，腹痛是食积，汗多热作潮，因肠中有宿粪之故。虽有积，年高不可攻，消导即得，病亦不重，积除热自除。

十月廿日

枳实一钱　查（楂）炭三钱　焦谷芽三钱　木香钱半

白茆根三钱　竹茹钱半　腹皮三钱　制香附三钱　归身三钱　赤白苓各三钱

此案足以垂训伧医妄投攻剂之弊，舌苔黄厚，热作潮，腹痛是食积，可攻也。徒以年高不可攻，又舌蒙黑色，为有瘀之外候，其矢必不燥，故不须硝黄，只须消导。

二诊　热是积，苔紧砌舌面是虚，食积未全入肠部，则虽躁烦，而不可攻。攻之必添病，需以时日，其积渐下行，每至傍晚热作潮，方是积全入肠症据。尔时攻之，粪块得下，即霍然而愈。大约须五日。　　十月廿二日

枳实一钱　川连二分　归身三钱　腹皮三钱　竹茹一分　淡芩一钱　炙草六分　查（楂）炭三钱　川贝三钱　葛根八分　细生地三钱

所谓苔紧砌，其苔结而不松，颇似可以攻下之厚苔，虚实恰相反，不可攻下。迨积全入肠，则因势利导攻下，不嫌虚虚，较易为力也。

三诊　诸恙悉瘥，尚腹痛，舌苔剥，胃呆，据此舌色，当是向来有胃病，既不痛，即亦无妨。

十月廿六日

归身三钱　茯苓三钱　制香附三钱　枸杞三钱　橘络钱半　钗斛三钱　绵仲三钱　菟丝子三钱　木香钱半　腹皮三钱

四诊　诸恙悉瘥,神色完好,惟舌苔不匀,此关消化力,当慎食。

十月廿九日

归身三钱　炒于术一钱　青皮一钱　炒潞党钱半　茯神三钱　钗石斛三钱　姜夏一钱　炒绵仲三钱

五诊　病除,精神亦复元,面色亦好,是题无腾义。惟舌苔厚而剥,此因旧有胃病之故,食物宜少。

十一月二日

炒潞党三钱　钗石斛三钱　杏仁三钱　西洋参一钱五分,另煎　细生地三钱　炒绵仲三钱　归身三钱　橘白络各一钱

楼童　发热,呕吐,脉数,舌色颇平正,是风热为患,乃热病较轻者。

葛根一钱　象川贝各三钱　川连三分　竹茹钱半　防风炒八分　淡芩一钱　炙甘草六分　枳实八分　杏仁三钱

凡发热见呕吐者,必非轻证。其甚者如呕吐而又脉迟,且为脑证。其次者,其热非一二日可解。乃案

语末句下一笔,曰乃热病较轻者,真是一时疏忽,遂令后诊病重。殿以何以致此,殊不明了,当是复感食复,以自圆其说。

二诊 热不退,目光无神,呓语,苔黄而结,气促,颈脉跳动,欬不爽,无汗。病症较之前数日,重乃倍蓰,何以致此,殊不明了,当是复感食复。 十二月十五日

炙麻黄三分 葛根钱半 淡芩八分 查(楂)炭三钱 杏仁三钱 生石膏三钱 枳实八分 炙草六分 象贝三钱

病是风温,前诊病机在潜伏中,今治疗着眼在无汗气促,呓语苔黄为病已热化。故用麻黄、杏、石、甘。

三诊 舌色已化热,脉甚数,药后仍不得汗,气急亦未除,综合种种症象言之,则略差。但乃在危险中。

十二月十六日

葛根钱半 炙苏子三钱 橘红钱半 法夏一钱 杏仁三钱 淡芩钱半 生石膏钱半 川连三分 竹茹钱半 葱白二个

四诊 据述烦躁除，热略减未净，嗜卧。

十二月十七日改方

葛根八分　赤猪苓各三钱　杏仁三钱　橘红钱半　归身三钱　淡芩八分　炙苏子三钱　象贝三钱　炙草六分　方通八分

五诊 热退，欬剧，是病之余波，色脉已出险。

十二月十八日

炒栀皮一钱　杏仁三钱　炙草六分　淡芩八分　茆根三钱　炙苏子三钱　橘红钱半　归身三钱　象贝三钱

王左　因喉症打针，发热发风疹，其后遂骨楚。喉证为风热，打针则外邪无出路，留于筋络则痠痛。达于肌表为风疹，从大便出为泄泻，余邪未净，痛则不止。此皆显然可见者，现在当使其仍从肌表出。

一月十四日

秦艽钱半　扁衣三钱　白归身三钱　虎骨木瓜丸三钱，入煎　木香钱半　建曲一钱　制香附三钱　丝瓜络钱半　茯苓神各三钱

此喉证当是风热上蕴，而为咽喉炎肿之疾患耳。不以疏散风邪，而但消炎，故有种种后患。所云打针当是白喉血清针，此恒有反应皮肤发疹事。其实是外邪有出路，案语明白如话，病理治疗悉皆明畅。虎骨木瓜丸一味不伦，或者病人年事在四十外而有内风病者。

二诊　脉起落清楚，舌色有胃气，是较前为佳。惟痰仍锈色，且吐时觉不适。此种与呼吸恶浊空气有关，据色脉尚无大害。

一月十五日

潞党参炒，三钱　杏仁三钱　象贝三钱　炒绵仲三钱　天麦冬各三钱　橘红钱半　枸杞三钱　菟丝子三钱　款冬花炙，一钱　陈阿胶三钱，蛤粉炒，后下

痰作锈色，或疑是肺病，故案语开陈明白。

屈左　发热三日，色脉平正，汗奇多，舌面满布厚白苔，口渴引饮，躁烦。是胃中燥，胸闷失气，是不可汗而可攻。骨楚为表邪未罢，尚未能攻遽，当先消导，兼

事退热。　　　　一月廿五日

枳实一钱　查（楂）炭三钱　白薇一钱　姜半夏钱半　竹茹钱半　腹皮三钱　川连三分　左牡蛎三钱　茆根三钱　杏仁三钱　归身三钱　馒头炭三钱

虽有可攻之机，骨楚为表邪未罢，尚未能遽攻，苔白亦为不便遽攻之一端。予消导而大便遂行，亦可证温病之不宜重剂，前人有温病下不厌早之说，实非指此等温病也。

二诊　热退复作，有起伏，汗多胸闷，大便行，舌苔渐化，表邪已罢，但余阳明经热，此种是副伤寒。故热有起伏，治之不当，亦能缠绵。　　　一月廿七日

白薇一钱　枳实一钱　淡芩一钱　杏仁三钱　查（楂）炭三钱　川连三分　竹茹钱半　牡蛎三钱　橘红钱半　茯苓三钱　腹皮三钱　象川贝各三钱　茆根三钱，去心　炙僵蚕钱半

三诊 色脉无恙，只是热不退，日夜轻重，溲频而短，口苦，欬略瘥，大便亦行，只须清化即得。

一月廿九日

白薇一钱 枳实一钱 腹皮三钱 秦艽钱半 青蒿一钱 竹茹钱半 牡蛎三钱 淡芩一钱 川连三分 查（楂）炭三钱 葛根一钱 归身三钱

四诊 脉平舌润，热不清，昨晚退，今日复作。上午腹痛，现瘥。昨曾泄泻一次，脘不闷，舌无黄苔，胃肠都无积，表邪亦罢，然而热仍抑扬，当责其有湿。

茯苓三钱 淡芩一钱 枳实一钱 少朴炒，二分 茅术炒，四分 归身三钱 杏仁三钱 梗通八分 炙草六分 竹茹钱半

五诊 热仍不解，汗奇多，但恶热，不恶寒，为正式温病。口味甜，汗非止不可。此病不能重药，只以徐俟其定，欲速便是揠苗助长，无益有害。 一月卅一日

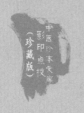

白薇一钱 牡蛎三钱 知母一钱 煨龙齿二钱 淡芩一钱 茯苓三钱 川连二分 川贝三钱 浮小麦三钱 糯稻根须钱半 此病所以汗多，因火炉太热。

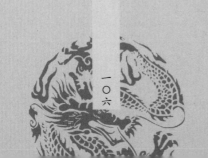

药盦医案卷三

武进恽铁樵著
子道周藏稿
受业江阴章巨膺注释

时病门 疟疾

潘先生 本来湿重，现患疟，进疟药反增呃逆，脉数近乎乱，口渴，苔中心黑，病在血分，当使溲利。呃为寒热不匀，得大便当止，现不可攻。　　八月廿一日

赤猪苓各三钱　公丁香三分　归身三钱　苡仁六钱　柿蒂七个　鲜首乌三钱　细生地四钱　橘皮钱半　淡芩八分

苔中心黑为有凝瘀之外候，何以有此，不详所自来，呃逆为横隔膜痉挛，进疟药而有此。殊不可解其理，指为寒热不匀，未必真知灼见，所处方药，不过循题应付而已。

二诊 脉有胃气，略嫌数，舌中心苔黑，此有凝瘀，呃已止，恐须便血，大便黑色，

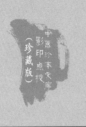

即是瘀血。　　八月廿二日

鲜首乌三钱　炒槐米三钱　苡仁六钱　赤芍钱半　细生地三钱　云猪苓各三钱　橘皮钱半　归身三钱

三诊　舌中黑苔已化,尚有寒热,热甚高,且发作有时,甚不适,是痰疟之兼湿化者。　　八月廿三日

归身三钱　天花粉一钱　炒车前三钱　竹茹钱半　二妙丸一钱,入煎　猪苓三钱　干首乌三钱　橘红络各一钱　苡仁五钱　川黄连三分　吴萸一分,同炒

四诊　脉甚佳,面部湿疮亦干,惟舌色未全化,寒热未全除,病有向愈之机转。

油当归三钱　郁李仁三钱　麻仁三钱　柏子仁三钱　枳实一钱　干首乌三钱　炒车前三钱　苡仁三钱　赤猪苓各三钱

五诊　诸恙悉差,色脉亦好,舌苔前半太光,黑苔尚未全化,大约亦不至便血。

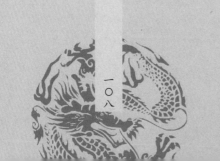

苡仁五钱 炙草六分 麻仁三钱 郁李仁三钱 杏仁三钱 归身三钱 腹皮三钱 枳实八分 枳术丸钱半

六诊 脉甚佳，眠食都好，舌尖绛，黑苔亦化，因有肝阳。故不能用脑，苦头眩，可以清泄。 九月一日

滁菊钱半 桑芽三钱 川贝三钱 橘白络各钱半 泽泻一钱 钩尖三钱 杏仁三钱 西洋参三钱 方通八分 归身三钱 赤苓三钱

七诊 诸恙悉差，别无所苦，只须平剂调理。

九月五日

潞党一钱 赤芍钱半 菟丝子三钱 怀膝三钱 绵仲三钱 炒怀药三钱 炒车前三钱 枸杞三钱 泽泻八分 炙萸肉五分

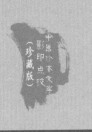

刘先生 寒热往来，口苦，咽干，胁痛，少阳见证毕具，是已化热，当清。

柴胡四分　枳实八分　炒牛蒡三钱　茆根三钱　淡芩一钱　竹茹钱半　鲜首乌三钱　法夏一钱

师论夏秋疟属手经病，不主用柴胡，此证寒热往来胁痛为柴胡适应证。故不胶柱鼓瑟，病必热多寒少，热化证多，故用茆根。

二诊　舌苔已化燥转黄，热虽未除，不久当愈，大约一二日耳。　八月廿二日

淡芩一钱　滁菊钱半　鲜首乌三钱　枳实八分　桂枝二分，泡水煎药　竹茹钱半　赤苓三钱　炒牛蒡三钱　芦根一两

观其用药法度，证状必完全热化，而尚有些微形寒，故微用桂枝。

三诊　热仍未解，无起落，舌色已化，照例即可愈。

八月廿五日

葛根钱半　川连三分　方通八分　羌活四分

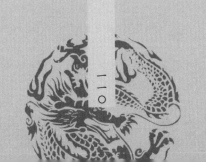

淡芩一钱　秦艽钱半　赤猪苓各三钱

病机已完全热化入阳明之候，入阳明清之可已。故云照例即可愈。

张先生　泻止转疟，是里病外达，照例是轻减，惟舌色湿颇重。须防其陷而成痢，可以芳香化之。

八月廿六日

厚朴花三分　炒车前三钱　苡仁四钱　枳实八分　木香一钱　制香附三钱　佩兰叶三钱　白薇一钱　竹茹钱半　归身三钱　干首乌三钱　赤猪苓各三钱　桂枝四分，泡

暑湿病机，出则为疟，陷则为泻。故有疟痢同源之说，此方以芳香化湿浊，治其主因。

陈宝宝　脉颇佳，病是疟，舌苔边光，邪不得达，略扶正气。

九月三日

柴胡七分　淡芩七分　干首乌三钱　法夏一钱　潞党七分　炙草四分　青陈皮各一钱

舌苔边光，虚象也。故云邪不得达，故用党参。

缪先生 溲少，口淡，舌苔腻，疟得常山本可不发，因胃中不清楚，湿不得化。故再发，宜加意慎食。

九月六日

海南子七分　苡仁四钱　竹茹钱半　赤猪苓各三钱　炒车前三钱　枳实一钱　淡芩八分　柴胡六分　生首乌三钱　炙草六分　归身三钱

张先生 疟来辄呕，是柴胡证。

九月七日

柴胡八分　淡芩八分　腹皮三钱　法夏一钱　干首乌三钱　枳实八分　竹茹钱半　赤苓三钱　白薇一钱

柴胡之适应证有三：寒热往来一也；胁痛二也；呕三也。见其一个便是，不必悉具。

二诊　疟虽止，尚形寒，须防再发，面色太黄，大便不实，更须防转痢，或变瘅

茵陈三钱 猪苓三钱 车前三钱 白薇一钱 梗通八分 炙草六分 赤芍钱半 泽泻八分 归身三钱 莲须钱半 萸肉四分 桂枝四分,泡

近顷西药流行,病疟者服阿的平,辄见黄,久当自除。此案虽未明言,但处现时代,须知有此病机。

三诊 热退,黄亦退,眠食均佳,是病已除。

九月十三日

归身三钱 茯苓三钱 查(楂)炭三钱 竹茹钱半 炙草六分 腹皮三钱 方通八分

徐先生 常有寒热,冷热不定,时亦不定,然毕竟是疟。

十月五日

青蒿五钱 常山三钱 苍耳子钱半,绍酒浸一宿

此三味分研筛过后,再合研,用红枣泥同捣丸,如芡实大。每早晚服二丸,开水下。

通常疟疾,投药恒在疟发之前,今以疟发无定时,故用散末。一个日夜早晚分服,苍耳有截疟之效,出朱

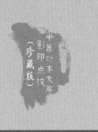

刘小姐 本是湿疟,热不得出,因湿蒸则上行,用柴胡桂枝恰恰助病,是教猱升木,故呈脑症。疟是细事,脑症却极危险。 十月七日

淡芩一钱 青蒿钱半 赤芍钱半 钩尖三钱 常山一钱 枳实一钱 竹茹钱半 茯苓三钱 花粉一钱

所谓湿疟,病疟则兼湿邪耳。其人必舌苔垢浊而腻,湿热蕴蒸,重心在内,柴桂不中与,谓能助病上行,恐非定论。

二诊 仍祁寒壮热,神昏谵语,脉滑甚,非祛痰不可。 十月八日

胆星二钱 常山一钱 枳实八分 归身三钱 姜夏钱半 炙草六分 竹沥一两,冲入姜汁四点

病疟而致神昏谵语,当以壮热之故,归咎于痰。助长浊痰蒙闭心胞之谬论,毋乃不可。

三诊　疟去大半，脑症悉除，痰尚未净。十月九日

　　胆星钱半　淡芩八分　槟榔六分　炙草六分　瓜蒌三钱　归身三钱　姜夏钱半　枳实一钱　常山一钱　竹沥一两，冲

　　疟去大半，即寒热轻减之互辞，既不壮热，故脑证。然则神昏谵语，因于壮热也明矣，痰云乎哉！

四诊　脉属阳脉，其恶寒喜热，完全属痰，药后痰从大便出为中肯綮，所以不适，病未除耳。十月十日

　　胆星二钱　煨草果一钱　常山一钱　制香附三钱　姜夏钱半　海南子八分　橘皮钱半　川桂枝二分

五诊　脑症除，祁寒壮热亦除。惟仍头痛恶寒，脉滑象已大减。是痰已无多，脚甚痠，与月事有关。

　　　　　　十月十四日

　　归身三钱　炒车前三钱　赤芍钱半　炙草六分　生姜一斤

茯苓三钱　炒荆芥八分　桂枝三分　淡芩一钱

六诊　色脉较前为佳，不能寐，气上冲，仍宜安脑。

十月廿六日

珍珠母三钱　沈香二分　大生地三钱　薄荷一钱　徭桂心一分　炙草六分　制香附钱半　归身三钱　乌犀角二分，磨冲　川连三分，吴萸一分，同炒

此方案着重在不寐，用珍珠母丸方，云仍宜安脑者，安静脑神经也。珍珠母丸治失眠特效，取一寒一热之药，俾水火交济，犀角配猺桂是也。取一升一降之味，俾上下交和，犀角偶沉香是也。其川连主降，薄荷主升，川连性寒，徭桂性热，又其交互错综，极尽寒热上下配置之妙。后人之交泰丸，取川连、徭桂两味简以成方，胚胎于此。

贺先生　寒热一日二三度发，且每年必发，舌如赭，脉弦，恶寒甚，胸膈发出疹子甚多，此物以能发出为佳。

十月十四日

白薇一钱　归身三钱　薄荷一钱　法夏一钱　葛根一钱　炙草六分　川芎五分　炒荆防各七分

舌如赭,血分有邪毒,其出疹便是邪毒宣泄之路。故云以发出为佳,此案非正疟,与疟类似之病。

二诊　舌色甚不平正,脉尚无他,发热未退,仍形寒,头空痛,从疟治。

淡芩八分　枳实八分　葛根一钱　干首乌三钱　竹茹钱半　归身三钱　白薇一钱　炙甘草五分

三诊　脉颇缓和,舌色亦较平正,寒热亦退。惟小腹痛,此必寒从下受。

白薇一钱　赤芍钱半　干首乌三钱　葛根八分　归身三钱　防己钱半　橘核络各一钱

另阳和膏一张,加元寸五厘,贴小腹。

寒热既退,脉舌均好,小腹痛在局部,故以阳和膏加元寸贴小腹,足以济事。方中有葛根、白薇二味,当是寒热退减耳,不是退清。

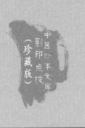

乐盦医案 卷三

秦宝宝 疟间日发已月余，腹部有块，据面色当非疟母。　十月十五日

槟榔钱半　常山钱半　小朴五分　青蒿二钱　研末红枣泥为丸，每服一次。

内有疟母，其人面色必如黄蜡，毫无血色而晦。此方以丸剂缓图功效，良可取法。

姚先生 舌色白润，口味甜，脘闷，寒热。日数次发，头汗奇多，但头汗出，脉洪弦，病已经月，常发厥，病属湿疟，湿无出路，蒸郁则上行，更从而升之，所以发厥。　十月十六日

焦茅术三分　常山一钱　炒白芍钱半　淡芩八分　煨草果六分　归身三钱　法半夏一钱　花粉一钱　炒车前三钱　川连三分　赤猪苓各三钱

史小姐 病转间疟，先寒后热。寒可一时，热则竟日，寒时振战。脉与前日同，舌干微糙，口不知味，左膈痛，唇色较前日略红，气急略差，病情尚不为劣。皮肤

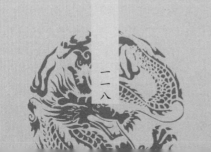

色泽不甚好,有成肿胀之倾向。疟疾末路转属肿与瘅,二者皆极险恶。须预先防止。膈旁痛处属肺部,故气急,忌欬,须避风。

十月廿七日

川连三分　鲜生地三钱
青蒿一钱　淡芩六分　归身三钱　鲜首乌三钱　腹皮三钱
法夏钱半　炙草六分　括蒌仁钱半　白薇一钱　郁李仁三钱

红枣五个去核,用常山二钱,同煎去常山,用文火将汤收干,取枣煎药。

疟赤久血球损伤过多,故其末路为瘅,瘅高度贫血证也。脾藏吞噬溃灭之原虫细菌,久而容积大,故成肿。两皆重险之候,此证不单是疟疾,从转属而来,观方案语气,尚有前诊散失,亦无后文。两皆失之,不得窥全豹可惜。

徐先生　寒热亘月余不退,初起恶寒,现在但热不寒,骨楚,脘闷,头空痛,舌有虚象,脉尚可。前此下午三时退热,现在下午三时始发热,病属痎疟。所以延

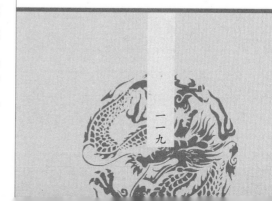

长，当是不忌口之故，现已稍见虚证，须忌口期速愈。

十月廿七日

白薇一钱　淡芩八分　常山六分　归身一钱　制香附三钱　青蒿一钱　赤芍钱半　茯神三钱　炙草六分

陈右　每越十日，发热三日，已第六次，面色略有异征，爪下微紫，是回归热。

藁本六分　常山八分　归身三钱　煨草果六分　防风六分　炙草六分　秦艽钱半

如此发热状便断为回归热，无此简单。按回归热西说是螺旋菌所惹起之传染性疾患，其证状强度恶寒，突然战栗。高热三十九度乃至四十一度，脉亦增数。寒热既解，其脉微小，肝脾肿胀，肋骨下按之微硬，舌苔厚，食欲不振。当寒作时，头痛甚剧，而兼眩晕。又诉腰痛，虽高热意识清明，间或有谵语，腓肠肌感烈压痛，皮肤呈黄土色，兼呕吐或下痢，每于口唇见匐行疹，尿量减少，高热稽留三日。然后汗出而解，其种种病患若失，迨经过约五日至八日，复见同样之发作。果尔，则此方不能取效也。

华官官 疟久不愈，面黄，胃强，腹胀鞕，大便日行，是邪实正气已虚也。不可再误药，否则为童痨。

十一月七日

青蒿三钱 常山钱半 红枣十枚 三味同煎，用红枣收膏，隔二小时吃枣二枚。

二诊 面尘，脉细，疟久不愈，近患剧欵，面尘是败象。 十一个月九日

杏仁三钱 橘红钱半 炙草六分 炙苏子三钱 防风八分 木香五分 归身三钱 象贝三钱

另红枣十枚，常山一钱，青蒿二钱，槟榔一钱，共煮食枣。

三诊 药后，疟减，面色黄，是病未除，食后吐，食有厚苔，当是积。

十一月十四

枳实一钱 查（楂）炭三钱 象贝三钱 桑叶三钱 茵陈钱半 腹皮三钱 常山八分 杏仁三钱 橘红一钱 归身三钱

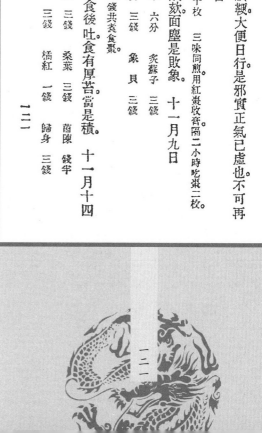

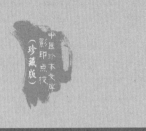

高先生 三日疟已月余，面黄，脉无多胃气，舌黄苔黑，口苦，渴，脘闷，病延已久，因不忌口，须吃净素，否则成瘅。　十一月十四日

归身三钱　淡芩八分　象贝三钱　知母一钱　常山钱半　炙草六分　杏仁三钱　瓜蒌三钱　枳实八分　青蒿一钱　竹茹钱半　人参须钱半　苍耳子六分，酒浸一宿用

二诊　疟止，面色未转，舌苔仍黑，须再服前药，以清余孽。　十一月二十日

人参须钱半　青蒿一钱　茵陈三钱　常山八分　苍耳子六分，酒浸　炙鳖甲三钱　象贝二钱　杏仁三钱　归身三钱

黄先生　病情是日间疟，舌有热象，脉平，口疮甚好，此则病不延长。

淡芩八分　白薇一钱　青蒿一钱　常山一钱

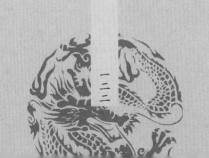

枳实八分　竹茹钱半　赤苓三钱　方通八分

凡时邪发热有外发为口唇疮，其病易愈。良以病机外达，故云甚好，病不延长。

程宝宝　疟不除，耳下之核亦发疟有关，因其处是少阳部位。　十二月十日

青蒿一钱　归身三钱　炙僵蚕一钱　赤芍钱半　炙草五分　常山一钱

季宝宝　每晚寒热，天明退清，无所谓胎疟，即此便是疟疾，从疟治，舌润是感寒。　十二月十六日

小朴三分　腹皮三钱　枳实八分　橘红钱半　常山一钱　炙草六分　象贝三钱　杏仁三钱　防风六分　红枣五个

通俗以婴儿初病往来寒热者谓之胎疟，毕竟无异于疟疾之治疗，特有其名，甚无谓也。

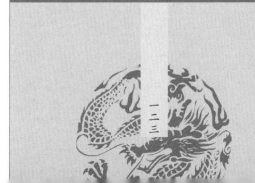

时病门 痢疾

许宝宝 下痢,汗多,舌边光,里急后重,次数颇频,当以通为止。

八月廿日

油当归三钱　木香钱半　杏仁三钱　制小朴三分　白头翁三钱　槟榔八分　枳实八分　青陈皮各一钱

痢无止法,以通为止,白头翁汤合消导化湿之品,更益枳实导滞丸,或木香槟榔丸投之。为先师治痢大法,多获良效。

二诊　痢迄不见减,已见虚象,后重甚,当勉强通之。

八月廿二日

油当归五钱　枳实钱半　制小朴三分　查(楂)炭三钱　木香钱半　莱菔子三钱　竹茹钱半　炒扁衣钱半　赤芍钱半　川连三分

三诊　痢略减,仍未除,剧欬多痰,肺与大肠并病,再当以通为止。

八月廿四日

油当归三钱　橘红钱半　小朴三分　槟榔六分　炒扁衣三钱

白头翁三钱　杏仁三钱
查（楂）炭三钱　木香钱半
赤猪苓各三钱

四诊　痢略差，欬增剧，此病甚利害，宜慎食。

八月廿五日

前胡一钱　杏仁三钱　白头翁三钱　查（楂）炭三钱　木香钱半　象贝三钱　枳实钱半　扁豆花钱半　腹皮三钱　归身三钱

五诊　痢差未净除，颇见寒象，略温之。

八月廿七日

归身三钱　象贝三钱　炙款冬一钱　白头翁三钱　杏仁三钱　木香钱半　赤砂糖一钱　炒荜拨五分，去皮

六诊　痢差，色脉尚无败象，此病甚险，虽差仍须慎食。　八月廿九日

白头翁三钱　归身三钱　人参须四分　扁豆花三钱　大生地三钱　杏仁三钱　煨木香一钱　川象贝各三钱

七诊　痢仍有三四次，色脉已转佳，当仍从原意进退。　九月三日

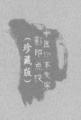

药盦医案 卷三

归身三钱 炒建曲一钱 人参须一钱 木香一钱 白头翁三钱 查（楂）炭三钱 西洋参一钱 炒扁衣三钱 云苓三钱 青陈皮各一钱

八诊 痢减尚未净，溲较多，粪色由黑转黄，衡量症情，是就痊时光景，略有后重，未可涩止。

九月五日

归身三钱 青陈皮各一钱 炒建曲一钱 方通八分 焦白术八分 木香一钱 赤猪苓各三钱 炒扁衣三钱 查（楂）炭三钱

九诊 痢仍未除，次数较少，所下系鲜血，色脉尚可，下血却甚可虑。

九月七日

归身三钱 赤芍钱半 木香一钱 大腹皮三钱 姜炒槐米三钱 毕拨五分 杏仁三钱 查（楂）炭三钱 焦白术八分

十诊 欬是痢久不愈由肺传肠者，现在可以止。

九月十日

木香钱半 建曲一钱 象贝三钱 橘红钱半

一二六

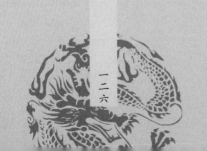

芡实三钱　云苓三钱　杏仁三钱　炒罂粟壳一钱

十一诊　痢除，微见掌热，溲赤，剧欬，宜补血兼事宣达。　　九月十二日

归身三钱　焦白术一钱　方通八分　杏仁三钱　赤猪苓各三钱　炙草六分　炒建曲一钱　象贝三钱　芡实三钱　罂粟壳炒,一钱

汪老　下痢日五七次，秋气已深，年事复高，虽不重，亦有险。手冷，舌无热象，欬有汗，是亦肺传肠者。　　八月二十日

油当归三钱　制小朴三分　木香钱半　青陈皮各一钱　白头翁三钱　莱菔子钱半　杏仁三钱　制香附三钱

年事高，值深秋，病痢虽轻亦重。

二诊　痢已差，未净除，仍后重。舌色脉象较为正路，大份可以无妨。

油当归三钱　杏仁三钱　白头翁三钱　煨木香一钱　青陈皮各一钱

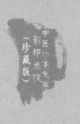

括蒌皮钱半　小朴三分　扁豆花三钱　制香附三钱　莱菔子炒,三钱

三诊　痢已除,精气未复,脉气不宽。然甚正路,谨慎调护,可复健康。

茯苓五钱　腹皮三钱　橘红钱半　菟丝三钱　泽泻六分　归身三钱　杏仁三钱　绵仲三钱　苡仁五钱

四诊　痢除,虚甚,欬多痰,当补,不能剧补。

八月廿七日

归身三钱　杏仁三钱　炙草六分　菟丝子三钱　枳术丸钱半　象贝三钱　橘红钱半　绵仲三钱　枸杞三钱

刘先生　热兼痢,表里并病,色脉甚不平正,恐尚须时日,宜慎食。

八月廿日

葛根一钱　枳实八分　白头翁三钱　煨木香钱半　小朴三分　竹茹钱半　油当归三钱　青陈皮各一钱

凡痢疾兼表热者,其病反轻,虽表里并病,其势分散,不专重在里也。表热重而痢轻者,主治在表,痢

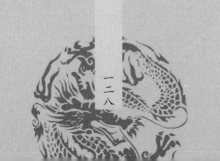

重而表热轻者,专治在里。

二诊　热增剧,痢止,是为里病外达,不为劣。舌苔灰腻,湿热甚重。

八月廿二日

葛根钱半　淡芩八分　车前钱半　梗通八分　赤猪苓各三钱　苡仁四钱　赤芍钱半　象贝三钱　杏仁三钱　干首乌三钱

痢止热增剧,是病退非病进也。故主治在表。

三诊　面色颇晦滞,每午辄先热后寒,欸腹痛,多汗,不安寐,泻则已止。

桂枝三分　淡芩一钱　象贝三钱　苡仁三钱　鲜首乌三钱　方通八分　炙草六分　葛根一钱　杏仁三钱　赤猪苓各三钱

尚先生　舌苔颇腻,大便日三四行,腹痛是将作痢,当从痢治。　八月廿一日

油当归三钱　枳实八分　腹皮三钱　方通八分　白头翁三钱　赤猪苓三钱　竹茹钱半　查(楂)炭三钱　木香钱半　青陈皮各一钱

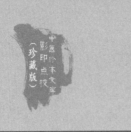

二诊 药后,下痢次数反多,腹痛则除,舌糙,脉数,痢本无止法,次数多不妨,特阴伤宜兼顾。

八月廿三日

油当归三钱　细生地三钱　川连三分　扁豆花钱半　白头翁三钱　西洋参钱半　木香钱半　焦查(楂)炭三钱

宋奶奶 下痢红冻,一日三四十次,兼发厥晕旧病,手温无汗,舌露底,红冻中有鲜血,是即所谓穿孔性痢疾。大有危险,脉尚缓软,有胃气,可以竭力挽救

细生地四钱　炒槐米三钱　归身三钱　川连三分　白头翁三钱　扁豆花三钱　炙草六分　钗斛三钱　鲜藕汁半杯　制香附三钱　木香一钱　佛手一钱

黄先生 舌润,有黑斑,脉软,患痢,不但湿重,且有瘀。凡患痢皆忌见血,有烟瘾更甚,况属深秋,病有大险。若能三数日内即愈,即是大幸,否则可怖。

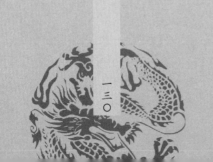

炒小朴四分　油当归三钱
制香附三钱　青陈皮各一分
白头翁三钱　扁豆花三钱
煨木香钱半　赤猪苓各三钱

凡吸雅（鸦）片烟者，病痢有险，因治疗困难也。痢当通，而有烟瘾者，阴必伤，肠必枯燥，通之恐不胜，即以通下，而吸烟则反止痢。通下亦失效，更值深秋，其病更险。此案无后文，必至焦头烂额，可以想见。

钱奶奶　下痢无度，里急后重，病从食柿起，而舌色甚干，亟须以通为止。

煨木香钱半　炒建曲一钱
油当归三钱　川连三分　扁豆花三钱　白头翁三钱　赤芍药钱半　姜炒枳实钱半

傅奶奶　痢从五月起，愈后再发，现痢虽除，仍后重，舌苔灰色，中心干，是病未除也。痢无止法，强止则腹胀而成休息痢，有喜尤不宜。　　　　九月六日

炒建曲一钱　木香钱半
人参须一钱　炒川连三分　炒扁衣三钱　川芎四分　白头翁三钱　青陈皮各一钱

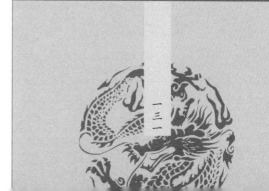

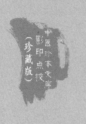

痢除而仍后重，气虚下陷也。故以人参、川芎等，补气举陷，于有孕者更见熨贴。

二诊 舌黄，脉和，痢旋止旋作，总不全愈。又患失眠，痢已久，就病型言之，是休息痢。幸未见虚象，艰于成寐，心跳乃神经敏，当另治。 九月八日

白头翁三钱 炙草六分 菟丝子三钱 大川芎五分 桑寄生三钱 白芍钱半 大生地三钱 炒绵仲三钱 焦白术一钱 归身三钱 人参须钱半 青陈皮各一钱

三诊 久痢见肛坠，腹痛且胀，胀便不能补，抑色脉亦无虚象，还当理气，粪黄有化热意，舌色仍寒。

九月十二日

槟榔三分 白头翁三钱 木香一钱 焦白术一钱 青陈皮各一钱 绵仲三钱 制香附三钱 川芎四分 炒荜拨五分

四诊 得理气微温药而泻大作，且有血，腹胀后重。按舌苔既有寒象，温不当

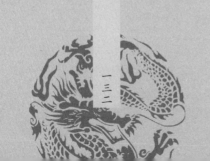

水泻，或节候与其他原因。

焦白术一钱 木香一钱 白芍一钱 川芎六分 炒黑荆芥五分 炒绵仲三钱 茯苓三钱 归身三钱 炙芪一钱 生𦰡麻根五钱

得微温而泻大作，肠濡动增速故也。或者得畅泻而可暂安一时，继之以补是止休息痢最适当办法。

邬宝宝 痢与泄泻更迭为患，阅时近年半，遂致脚肿，面部亦肿。久泻脾虚已甚，现仍未止，是有危险。

九月六日

木香钱半 干姜炭三分 焦白术一钱 云苓四钱 制香附三钱 槟榔四分 炒苡仁四钱 人参须七分 砂仁八分

泻痢最足以损伤维他命B，阅时半年缺乏大量维B。其脚肿，势必然也。古人以久泻伤脾，脾虚作肿，所谓脾虚，即缺乏维B之候也。

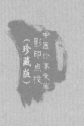

二诊 休息痢致患脚肿,腹鞕,神气脉象较佳,可冀得愈。但无速效。 九月八日

炒党参钱半　焦白术一钱　归身三钱　茯苓三钱　炒扁衣三钱　公丁香二分　炙草六分　木香钱半

三诊 脚仍肿,略软,大便仍不实,口唇燥烈,胃热脾虚,亦属险症。

九月十一日

西洋参钱半　炒扁衣三钱　归身三钱　木香钱半　公丁香七枚　炒建曲一钱　炙草六分

凡中药健脾剂,皆香燥,因而致口唇燥烈。按之现代说理,凡增加维B之药剂,有克乏维C之弊。故增用含维C之西洋参,中西学说不同,而药治异途同归。

邬小姐 泄泻,寒热,脉数,舌绛,内热奇重,恐其转痢。 九月八日

葛根钱半　川连三分　炒建曲一钱　腹皮三钱　焦谷芽三钱　淡芩八分　茯苓三钱　炒扁衣三钱　查(楂)炭三钱

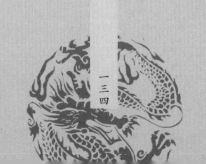

泄泻热化，因而为痢，为夏秋间通有之病候，况有痢疾宿根者，必转属。

二诊　发热，下痢，面有火色，深秋痢疾，变化最多。今年已第三次痢，是有宿根，非审慎不可。

九月九日

油当归四钱　枳实八分
炒竹茹钱半　煨木香钱半　白头翁三钱　葛根一钱　扁豆花钱半　炒子芩八分

三诊　发热，下痢，痢已差，热未除，舌绛当清。

九月十一日

葛根一钱　炒扁衣三钱　茯苓三钱　芡实三钱　归身三钱　淡芩一钱　炒建曲一钱　炙草六分　腹皮三钱

宋宝宝　秋温伏暑，经月不愈，大肉尽削，近日更患泄泻，心、肺、脑三部尚未见败象。惟肉削与痢为可怖。当止其泻，若转痢，乃属危险。因虚已极不任病也。

炒扁衣三钱　归身三钱　焦白术一钱　人参须八分

炒建曲一钱 炙草六分 干姜炭二分 公丁香七枚

脉不乱，气不急，无神经证，为心、肺、脑无病，此病若见其一，便大危险。

钱先生 下痢，舌有厚苔，里急后重，不甚剧，次数亦不多，据舌色，宜先攻之。

枳实钱半 查（楂）炭三钱 炒建曲一钱 青陈皮各一钱 腹皮三钱 木香钱半 白头翁三钱

钱世兄 前数日下痢，痢止便血，现在脉平，舌苔厚尖剥，胃不能化，是为主病。便血反是副病，当节食。 十月十八日

枳实一钱 炒槐米三钱 腹皮三钱 查（楂）炭三钱 馒头炭三钱 竹茹钱半 细生地三钱 法夏钱半 川芎五分 焦谷芽三钱

项先生 自利后重，日四十余次行，是痢。唇色光红，肠部已有伤。若见血，则有危险。舌色亦见虚象，不能食为重，病情病历均劣，殊未可轻视。 十月十九日

油当归三钱　姜川连三分

竹茹钱半　煨木香钱半　炒子芩一钱　没实子四分　姜夏一钱　白头翁三钱，酒洗

不能食为噤口痢，日四十余次行，数太频，唇色光红，已见阴虚象。是为病情恶劣，病必经过多日，以前或延误失治，或经治疗失当，是为病历恶劣。

二诊　仍里急后重，每日尚有十余次，腹痛甚，痛是积，攻之当瘥。脉不虚无妨也。　　　　十月廿日

油当归三钱　查（楂）炭三钱　木香钱半　赤白苓各三钱　白头翁酒洗，三钱　妙（炒）川连三分　腹皮三钱　梗通八分　枳实导滞丸入煎三钱

三诊　腹痛后重除，惟仍须更衣十余次，舌有薄黄苔，所下是粪，行且就瘥。

木香钱半　建曲一钱　归身三钱　梗通八分　白头翁三钱，酒洗　枳实一钱　腹皮三钱　查（楂）炭三钱　川贝三钱　赤白苓各三钱

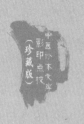

尤奶奶 里急后重,是将转痢,正值戒烟,则肠胃不实,比较难愈。

十二月七日

姜炒厚朴三分 煨木香钱半 云苓三钱 白头翁四钱 姜炒川连三分 姜炒枳实一钱 炒白芍三钱 归身三钱 炒扁衣三钱

二诊 胃热脾寒,故舌苔厚黄,而大便不实,腹痛。

十二月廿日

姜炒川连三分 竹茹钱半 归身三钱 青陈皮各一钱 木香钱半 姜炒香附三钱 淡芩八分 白芍三钱 白头翁酒洗,三钱

另用阳和膏一张,元寸五厘猺桂心一分贴当脐。

高官官 腹痛下痢,是感寒停积,面色稍枯萎,则下血多已受伤也。血痢为危证,慎防发热。

一月五日

炒子芩八分 炙草六分 查(楂)炭三钱 白头翁三钱 木香钱半 腹皮三钱 归身三钱 炒槐米钱半

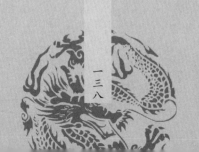

川芎四分 赤芍三钱 白芍钱半 炒黑荆芥四分

二诊 大便日行六七次而爽，是由痢转为泄泻，脾虚故也。药不宜凉，却亦不宜温，可健脾。 一月八日

腹皮三钱 炒扁衣三钱 炙草六分 归身三钱 云苓三钱 木香钱 炒建曲一钱 芡实三钱 查（楂）炭三钱

毛奶奶 时邪感冒，太阳病则发热，太阴病则下痢，当从痢治。 二月十四日

白头翁三钱 枳实钱半 木香一钱 制香附三钱 油当归三钱 竹茹钱半 炙草六分 青陈皮各一钱

奚奶奶 脉时有时无，痢疾愈而复发，阅时两年。此不过肠胃薄，湿重，容易患痢，与休息痢有间。

二月廿日

木香钱半 白头翁三钱 川连三分 赤芍三钱

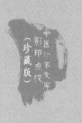

淡芩八分　油当归三钱　枳实一钱　葛根一钱半

陈右 腹痛下痢红白，里急后重，舌苔抽心，无热象，并见泛恶，须防成噤口。

油当归三钱　川连四分　制小朴三分　煨木香钱半　白头翁三钱　查（楂）炭五钱　姜半夏钱半　赤白芍各钱半

夏孩 下痢五日，目光无神，里急后重，脉甚滑，舌干。是感寒已化热。

油当归三钱　川连三分　淡芩八分　白头翁三钱　煨葛根一钱　枳实一钱　竹茹钱半

二诊 痢未除，舌干，虚热，目光较昨为有神，仍里急后重，当兼顾阴虚。

油当归三钱　钗斛三钱　川连三分　枳实八分　白头翁三钱　木香一钱　竹茹钱半　扁豆花一钱

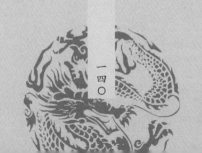

时病门 白喉

张先生 发热，形寒，无汗，喉头红肿而痛，色脉均形不足，病属感冒，春寒郁不得达。亟须疏解，否则成喉痧，药后避风。

二月八日

炙麻黄三分 炒牛蒡三钱 葛根一钱 杏仁三钱 防风八分 炙僵蚕钱半 板蓝根三钱 茆根三钱 淡芩一钱 秦艽钱半

表闭无汗，邪机拂郁在表，故云郁不得达，汗孔闭，则扁桃腺炎肿将更甚。说详《伤寒论》及《伤寒论研究》中。

王先生 喉头红肿，有白点作痛，昨发热形寒，现在不怕冷，脉软，是喉症

葛根钱半 茆根三钱 杏仁三钱 淡芩一钱 板蓝根三钱 炙僵蚕钱半 马勃八分 象贝三钱 炙草六分 炒牛蒡三钱

另用甘中黄一钱，硼砂二钱，薄荷一钱，泡汤漱口。

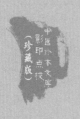

另用板蓝根钱半，人中白一钱，冰片半分，薄荷一钱，青黛五分，研细吹喉。

祝奶奶 喉间白腐，不发热，形寒，无汗，内热颇盛。　　二月十六日

生麻黄三分　川连三分　淡芩八分　板蓝根三钱　炙僵蚕钱半　炒牛蒡三钱　葛根八分　杏仁三钱　炙甘草六分　赤猪苓各三钱

不发热者，反应未起，未发热也。不予表散，热旋起矣。此时不发热，葛根一味不伦。

舒奶奶 发热，形寒，骨楚，喉间白腐，此喉症，得汗可愈　　二月十九日

生石膏三钱　秦艽钱半　杏仁三钱　板蓝根三钱　川连三分　炙麻黄三分　羌活四分　炙草六分　桑寄生三钱　胆草三分

二诊　脉甚调，药后得汗不多，胸脘闷，胫痠，喉仍痛，白腐已化，尚有风未除。再事清解，小发其汗。

二月二十日

炙麻黄三分　板蓝根钱半　淡芩一钱　天花粉一钱

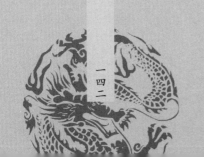

甘中黄六分　生石膏三钱　杏仁三钱　炒防风七分　炙僵蚕钱半　炒牛蒡三钱　羌活六分

吴奶奶　发热，形寒，遍身骨楚，后脑痠，喉间有白点，是流行病前驱症，亦兼喉症，当并治之。

三月五日

炙麻黄三分　川连三分　杏仁三钱　淡芩一钱　秦艽钱半　生石膏三钱　炙草六分　葛根钱半　胆草二分

此案不仅喉症，后脑痠，恐为脑膜炎前驱之候。其时脑症流行，故案语如是云云。合葛根芩连汤加胆草，即药可以知病也。

金右　左面扁桃体红肿，上有白腐，发热，形寒，是流行性喉症。热不高，有汗，为病之较轻者。避风吃蔬（素）可速愈。

五月廿六日

生石膏三钱　葛根三钱　茆根三钱，去心　炙僵蚕钱半　淡芩一钱

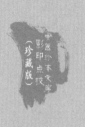

甘中黄一钱　川贝三钱　薄荷一钱，后下　炒牛蒡三钱，研

另　人中白一钱　炙僵蚕一钱　硼砂一钱　生石膏二钱　板蓝根一钱　冰片二厘

上药研细筛过，加入冰片研匀，吹口用。

此即所谓假性白喉，不过时行风热耳，肺胃之热，清之可愈。

潘奶奶　脉缓，舌润，喉痛，扁桃腺有白腐，发热，微形寒，先经西医治愈。现再发，当是食复，寒热是新感冒。　　十月十七日

生石膏三钱　桂枝二分　赤白苓各三钱　薄荷一钱，后下　细生地二钱　炙草六分　炒牛蒡研，钱半　淡芩一钱

二诊　喉头白腐除，痛移在左边，热高，早起退清，舌色灰腻，当再发热。此病属外感而有伏湿，以故目大眦有红瘰，耳聋与湿有关。

　　　　十月八日

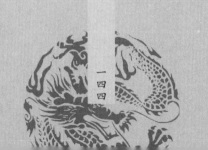

葛根一钱　归身三钱　灸僵蚕钱半　赤白苓各三钱　生石膏三钱　淡芩一钱　橘络钱半　细生地三钱　炒牛蒡研，钱半

邹先生　发热，形寒，头痛，骨楚，喉头红肿，有白点，是喉症。药后避风，并须吃素，否则有危险。

十一月六日

灸麻黄三分　淡芩八分　灸草六分　羌活四分　生石膏三钱　秦艽钱半　杏仁三钱

师论白喉症，以有发热、恶寒、无汗之太阳表证。又兼阳明之炎热证，故主张麻杏石甘汤，投之辄应。遂力辟白喉，忌表之谬。今历观所案，皆守此方，有汗者认为病轻，则去麻黄，或疑之。以为麻杏石甘所愈者，非真性白喉。然则师为医廿年，从未值真性白喉病乎？同门师弟某君亦为此言。谓真性白喉，非白喉血清不愈，然则白喉血清未有之前，中土患白喉者尽皆死亡乎？是殆信道不坚，而为浮言所惑也。以余经验，麻杏石甘之于白喉，实有桴鼓相应之效。特以取效甚速，遂疑非真性之病，弜

患于无形,转不为人所重。是犹焦头烂额为上客,曲突徙薪无恩泽也。

二诊　药后未得汗,故太阳病仍在,右边喉肿,白腐则除。　　十一月七日

细生地三钱　淡芩八分　羌活四分　炒牛蒡研,三钱　板蓝根三钱　生石膏三钱　秦艽钱半　赤芍钱半　炒荆芥各八分　炙僵蚕钱半

黄官官　喉旁有红泡作痛,微有热,舌质绛,感寒化热之候,却非疫喉,恐其喉蛾。　　十一月十四日

炒牛蒡研,三钱　象贝三钱　橘红钱半　僵蚕一钱　炒荆防各八分　桑叶三钱　炙草六分　竹茹钱半

时病门 喉痧

丁奶奶 喉痛，口臭，躁烦，泄泻，舌干，得麻葛，汗齐颈甚微，胸脘非常不适，是有疹子，未能发出，恐是白面痧，病有危险。

十一月十四日

生石膏三钱　葛根钱半　淡芩一钱　杏仁三钱　炙草八分　炒牛蒡三钱　象贝三钱　茆根五钱　橘红钱半　川连三分

凡喉证之病，躁烦而胸脘不适者，都为有疹未发之外候。得麻葛而仅齐颈微汗，邪机不达于表也。益以泄泻，邪机陷于下，是诚有阴。

二诊 仍头汗，热未清，神气较好，病颇见退，是不复出疹。然脉甚躁疾，邪未出，不发疹，恐不免延长。舌糙甚，嗣后变化颇难逆料。

十一月十五日

炒牛蒡三钱　枳实一钱　炙草六分　象川贝各三钱　炙僵蚕钱半　杏仁三钱　竹茹钱半　茆根三钱，去心

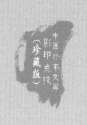

炒栀皮一钱　连乔三钱　川连三分　芦根四寸,去节

此病用药太轻,初诊未尽透发之能事,假使用麻黄定必弭患于无形。此诊又复轻剂,以致后路变幻,不能为先师曲讳也。

三诊　疹点未发透,头汗多,热不退,痰黏甚,喉痛,颈项肿,颊车不利,此是猩红热。脉躁疾较昨日为减,是好处,肺症较昨日重,是坏处,仍在危险中。

炒牛蒡三钱　桑叶三钱　淡芩八分　马勃八分　炙苏子三钱　括蒌皮钱半　秦艽钱半　竹叶钱半　银花钱半　象川贝各三钱　杏仁三钱　薄荷一钱　连乔三钱　芦根四寸

病至此而弄僵矣,表散已失时机,只得以辛凉轻剂应付。

四诊　疹子未出透,致项间耳下肿胀甚痛。此等于发颐,而势较重,当亟清之,溃则有大险。

十一月十七日

炒牛蒡三钱　赤芍三钱
甘中黄一钱　杏仁三钱　川象
贝各三钱　炙僵蚕钱半　薄荷
一钱　板蓝根三钱　连翘三钱
炒荆防各七分

另金黄散、金箍散各一两，菊花露蜜糖调敷。

五诊　项间痰核下移入缺盆，此较好，脉滑，胃佳，气急而厥，口糜，是作痈脓之候。　十一月二十日

炒荆芥八分　炙苏子三钱
细生地三钱　竹沥一两，冲
炙乳香四分　白归身三钱
生石膏钱半　川象贝各三钱

六诊　痧毒已有溃脓之势，虚甚，亟予内托。

十一月廿三日

炙芪三钱　赤芍三钱　杏仁三钱　乳没药各三分　炙皂角针钱半　归身三钱　川贝三钱　炙草六分　炙僵蚕钱半

痧毒未能透表，致令溃脓，毕竟是轻药延误之过，先师向以防患未然弭患无形为能，不识此病何

以如此，殆亦智者千虑一失。

蔡奶奶 初喉痛，旋遍身发疹，颈部尤密，皆灌浆。现在热未退，形寒，骨楚，却不闷。通常以不闷为透达已净，此症是例外。太阳证俱在，虽不闷，未净达也。曾衄，不得强汗，病属猩红热，病情不循常轨，有险。

一月廿六日

炙麻黄三分　杏仁三钱　淡芩一钱　生草六分　生石膏三钱　玉竹一钱　葛根一钱　无价散一分，冲

李小姐 面色晦滞异常，脉乱，胸痞，曾见红点如痧子。此有瘀热在里，郁不得达，病延十三日，藏气均乱，故脉乱甚。险！甚险！从速挽救，能否有济，实在不可知之数。　　二月六日

葛根一钱　芦根五寸　生石膏三钱　白茆根三钱　归身三钱　淡芩一钱　鲜生地三钱　无价散一分，冲

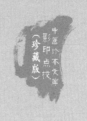

二诊　脉仍乱,神色甚不安详,但头汗出,肢凉,头热,气微,似乎较昨为佳。然危险仍在,此种脉象,仓猝间可以有不测,委实可虑。二月七日

天冬三钱　归身三钱　茯神三钱　肥知母一钱　牡蛎三钱　川贝三钱　橘络钱半　大生地二钱

三诊　神气比较安详,脉亦已不乱,惟滑数殊甚。舌色面色有热象,可见是危险减少之证据也。二月八日

天冬三钱　白归身三钱　滁菊钱半　桑枝三钱　知母一钱　大生地四钱　钩尖三钱　川贝三钱

四诊　脉舌均较起色,病症亦见差减,或者可以无变化。二月十日

括蒌皮钱半　杏仁三钱　大生地四钱　知母一钱　钩尖三钱　炒扁衣三钱　滁菊二钱　川贝母三钱　归身三钱　天麦冬各三钱

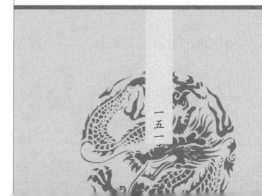

王先生　本是猩红热症，初起当表则愈期速，失表则愈期缓。现在喉头红肿，脉洪弦，里热尚未清楚，却不可表。只宜养阴，但危险时期已过，静养数日即得。

二月廿九日

鲜生地四钱　芦根五寸　花粉一钱　滁菊三钱　方通草八分　炙僵蚕一钱　知母一钱　川贝三钱　杏仁三钱　甘中黄八分　元参一钱　银花三钱　猪苓三钱　竹叶十五斤

二诊　疹点遍身均透，独面部无之，肺痛异常，此病当以面见红为顺，否则逆。仅内药恐不应，宜亟用芫荽外熨。

二月三十日

乌犀尖三分，磨冲　茆根三钱　知母一钱　杏仁三钱　鲜生地五钱　橘络钱半　芦根五寸　花粉一钱　京元参一钱　滁菊三钱　川贝三钱

三诊　舌绛，苔干，脉颇乱，热尚未净。惟自觉胸中无不适处，呼吸促而气粗，左膈痛，不能左侧卧，是肺叶有病，心房亦有病，且血分热甚，非重用犀角、地黄不可。　三月二日

乌犀尖三分，磨冲　钩尖三钱　知母一钱　滁菊三钱　鲜生地五钱　桑芽二钱　元参一钱　杏仁三钱　炙苏子三钱　茯神三钱　川贝三钱　麦冬三钱

四诊　今日脉较好，疹已回，舌绛糙殊甚，不能寐已多日。本可用珍珠母丸弛缓神经，惟该方中有猺桂、沉香，与阴亏内热不宜。去猺桂、沉香，又不能使人安眠，是当斡旋。鄙意昨日之脉，决非无因而至，且既有昨日之脉，今日不应平稳脉象，是必有心肌神经病已多年，特自己不知耳。凡有此病，多早起脉好，下午脉坏，如其所测不谬，则暂时并无妨碍。惟当从容调理，又舌色经叠

进犀角、地黄，犹且干绛如此。是不寐为阴亏，当急救阴分，阴复病差，当然能得安寐。即膈旁痛亦是无液之故，若得霍山老斛，痛当止。

三月三日

老山石斛三钱 知母一钱 滁菊三钱 杏仁三钱 珍珠母三钱 乌犀角二分 元参三钱 川贝三钱 薄荷八分 天麦冬各三钱 鲜生地五钱 苏子三钱 沉香半分 猺桂心一分，冲

时病门 霍乱

谢宝宝 目眶陷,呕痰,口涎甚多,鼻尖、耳轮、指头、颈均冷。且见气急瘕瘕,此非肺炎,乃霍乱转筋之候,势甚危急,以丸药开之。

二月六日

厚朴四分 炒川连三分 炒枳实一钱 木香一钱 腹皮三钱 炒干姜二分 辟瘟丹半粒

此病是死证,气急为心脏败,肺气绝矣。必有拟议以为肺炎者,然以时令言之,亦未必是霍乱。热伏在里,外见寒证,类似霍乱,下案言脑证是也。

二诊 目上视,咬牙,皆脑症。呕吐黄水,眼皮有黑斑,血分更有郁热不达,证象甚险恶。目眶不陷,较之昨日为佳。然眼皮黑斑,又是败象。 二月七日

粉葛根钱半 川连三分 钩尖三钱 茆根三钱 生石膏三钱 淡芩一钱 防风八分 安脑丸半粒

眼皮黑斑为郁血,血行循环已受障碍之外候,为败征必死,见《脉学发微》。

沈左 色黄且晦,肢寒胸闷,脉沉细,唇黑,病属干霍乱,尚未发作。然潜伏于中者,极可怕,恐有生命之险。　　　六月一日

藿香钱半　干姜三分　杏仁四钱　辟瘟丹半粒,冲　姜夏钱半　小朴三分　陈皮三钱

不呕不泻为干霍乱,不腹痛为肠胃无反应,无抗病本能,病重险视霍乱为重。

许左 霍乱之后,经清化,大致已清楚,黑苔已渐退,脉静,须养营善后。

金银花二钱　芦根一两　归身三钱　天水散三钱　梗通八分　赤猪苓各三钱　茆根四钱　竹叶钱半　鲜藿香钱半　车前三钱

霍乱之后反当清化,以阴证转阳,反偏胜热化也,说详《霍乱新论》。

韩右 舌黄边白,胸闷,腹痛,此痧气时疫为患。

六月十六日

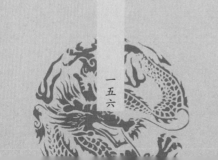

香薷三分　小朴三分　银花钱半　辟瘟丹半粒,磨冲　藿香钱半　姜夏钱半　连乔三钱

蒋右　霍乱,血气本乱,刺不如法则愈乱。危乃不贳,而一般非医家刺,鲜有能如法者。　　　　六月十八日

川连三分　姜夏钱半　辟瘟丹一粒,磨冲　木瓜一钱　小朴三分　枳实八分　鲜藿香钱半

流俗病时疫霍乱,有乞灵于理发匠针刺,名曰挑痧。不知理发匠何以兼传挑痧一技,中医方术有一二流入于稳婆、理发匠之手,流品斯下矣。

姚左　洞泄一日夜三五十次,兼见泛恶,此霍乱之初步也,温之则愈。

六月二十日

姜夏一钱　连翘三钱　薄荷一钱　炮姜六分　辟瘟丹半粒,磨冲

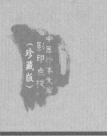

小朴四分　腹皮三钱　枳实一钱　云猪苓各三钱

此《内经》所谓洞泄寒中也，完全寒化病机，温之愈。

董右　上为呕吐，下为泄泻，胸闷，泛恶，汗多，脉沉，面色枯白，目眶下陷，此霍乱重症，大危险。

六月廿三日

制附块二钱　吴萸六分　姜夏钱半　川朴四分　辟瘟丹一粒，磨冲　干姜六分　鲜藿香钱半

此霍乱正候，以姜附强心回阳，以辟瘟丹辟秽祛邪，为霍乱正治之方。

二诊　得温剂，霍乱遂定，胸闷未除，脉尚未起，宗前方，小其制。

六月廿四日

制小朴三钱　姜夏钱半　泡姜炭三分　辟瘟丹半粒，磨冲　炙草六分　鲜藿香钱半

张左　呕泻交作，腹痛，汗出如雨，面色甚劣，是霍乱之候。

六月廿四日

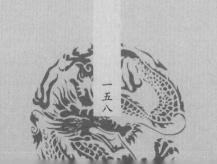

小朴四分　泡姜皮六分　姜夏钱半　辟瘟丹一粒,磨冲　川连三分　炒枳实一钱　藿香钱半

二诊　药后呕泻均止,面色较好,症势已定,宜清暑善后。　六月廿五日

小朴三分　姜夏钱半　白芍三钱　赤猪苓各三钱　藿香钱半　归身三钱　炙草六分

恽太太　呕泻交作,有霍乱意。但现在脉已平正,得呕之后,邪势已减也。

川连三分　枳实一钱　红花钱半　全当归三钱　川朴三分　竹茹钱半　丹参一钱　青陈皮各一钱　木香钱半　防风八分　桃仁三钱　左秦艽钱半

呕泻交作,未必便是霍乱。暑月伤食中毒恒有之,西籍谓之急性胃肠炎症,而时俗每以发痧,或时疫霍乱名之。医者审视病状,不类于霍乱,宜用姜附之候,以芩、连、枳、茹等消炎消食得愈。因而怀疑

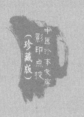

霍乱不宜姜附,遂创为曲说。捏造热霍乱之名,其实所值者本不是霍乱,乃急性胃肠炎证耳,如此案是也,列此见例。

又此案所谓有霍乱意,从俗名之,得呕邪势已减,则胃肠炎证已成尾声。从此案方药观之,必其人并病月事愆期,或经行不爽之候。

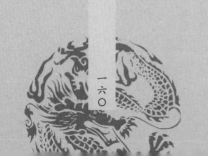

时病门　脑炎

杜宝宝　暍热，神昏，直视，循衣摸床，遍身劲强作痉，此实脑膜炎之重者。病已到山穷水尽地步，勉强拟方，以尽人事，劫津，舌衄，亦属败象。　十月九日

乌犀尖三分，磨冲　归身三钱　元参钱半　知母一钱　鲜生地三钱　天冬三钱　钩尖三钱　安脑丸两粒

病候全属脑证，循衣摸床，亦兼阳明大实证候。假使合用大承气汤，或者有希望。

二诊　仍循衣摸床，不过神志稍清楚，痉仍未除，舌黑，齿干，唇焦，目无神，肺中聚血，胆火在上，仍用前方，参以苦降。

十月十日

乌犀尖三分，磨冲　赤芍三钱　归身三钱　鲜生地五钱　西洋参二钱　知母一钱　胆草三分　安脑丸二粒

三诊　据述顷见反侧不宁，仍循衣摸床，惟尚能维持现状，今日无溲。

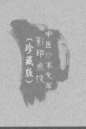

鲜生地四钱　知母一钱　归身三钱　天冬三钱　安脑丸二粒　乌犀尖二分，冲　蒺藜三钱　钩尖三钱　郁李仁三钱　缕金丹二分

四诊　神色略好，脉仍数，稍稍有胃气，舌苔厚膜蓝色，唇焦，齿干，口碎，目赤，微烦而欬，病仍在险中。不过较前两日为佳。

十月十二日

细生地四钱　钩尖三钱　清炙草六分　归身三钱　括蒌皮钱半　知母一钱　川象贝各三钱　蒺藜三钱　郁李仁三钱　杏仁三钱　橘络钱半

迭用苦降，侧重在治脑证，终嫌不用承气攻之，病终未得脱险。

五诊　神枯迄不回，右脉略躁，热虽略减，欬则甚剧，恐其转属肺炎。

鲜金斛三钱　川象贝各三钱　钩尖三钱　郁李仁三钱　杏仁三钱　鲜生地三钱　天麦冬各三钱　知母一钱　白归身三钱　炙草六分

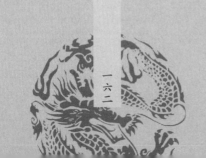

六诊　今日依然无进步，热反增剧，脉数，鼻扇，耳聋，昏昏欲寐，苔焦如漆垢，大便不行，如此长久在危险中，委实可怕。

十月十六日

鲜生地八钱　钩尖五钱　郁李仁三钱　蒺藜三钱　乌犀尖二分　归身三钱　光杏仁三钱　元参钱半　明大麻三钱　知母钱半　川象贝各三钱

自此后无案，预后定不良。假使早用承气攻之，而病终无济，则其死命也，今失于攻下而死。吾爹未尽医疗之能事，不能为先师曲讳也。

李宝宝　头摇，手瞤动，目圆，有时瘈疭，目上视，是为痉，亦即金匮刚痉。此病前此本无治法，近年已有效方。惟此病之来路，为天痘之后误食冰而发，则藏气皆乱，尤为难治。颇无把握，勉方冀幸。　一月十三日

大生地四钱　天麻三钱　炒防风一钱　蒺藜三钱

汪先生 发热形寒，汗多，面有火色，神昏谵语，时迷睡，惊惕瘛疭，唇吻眴动。昨日起病，十三日曾因车覆受惊，是伤寒兼脑症之候，险重之证。

桂枝三分　淡芩一钱　炒车前二钱　胆草三分　秦艽钱半　小朴三分　白芍钱半　煨龙骨三钱　茯神三钱　羌活四分　炙僵蚕钱半　独活一钱　炙蝎尾二分　蚕休三分　安脑丸一粒　钩尖三钱　胆草四分

近年已有效方，不过恃安脑丸耳。然此病病历甚恶，且是结核性，例不可愈。

形寒发热在太阳表证期，而有神昏谵语，迷睡瘛疭证状，自是脑证，以桂枝汤解外，以胆草、川连苦降，切合病机。

二诊 脉软，神识较清，唇吻眴动除，汗亦敛，尚迷睡，舌苔已化热，入夜尚须防其热高，病虽减，毕竟是痉病，仍有险。

一月十八日

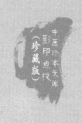

葛根一钱　胆草三分　查
(楂)炭三钱　赤苓三钱　方
通八分　竹茹钱半　秦艽钱半
淡芩一钱　枳实一钱　橘皮
一钱　炙草五分　车前三钱

戚宝宝　不高兴两月余，
脉舌与寻常略同。近来昏不
知人，至不能吮乳，颈项无
力，目上视，溲多且清，大
便绿色，是脑病也。极危险，
亦极难治。

炙虎骨三钱　秦艽钱半
独活八分　白归身三钱　蝎尾
二枚，炙研冲　炒防风八风
川椒三分　胆草三分　乳没药
各三分

二诊　药后，目上视依
然，颈项及手脚皆硬，涎黏，
溲清，毕竟难治。

犀角粉分半　炙蝎尾二枚
川连三分　赤芍钱半　羚羊
片二分　大生地三钱　枳实一
钱　胆草三分

此结核性脑证也，例不
可治。

瞿宝宝　病情完全是脑
症，项强、目斜、唇干、苔
糙、哑唇、气急、鼻扇，表
热不扬，内

热奇重,手足皆痉挛发强,此即古人所谓痉病,最是危险难治之病。脉尚无他,因病不在心,此病不宜用强心针,得针则血燥反甚。

乌犀尖四分　赤芍二钱　元参三钱　杏仁三钱　鲜生地五钱　胆草五分　钩尖五钱　苏子三钱

西法于病之重笃者,脱绝者,无可奈何者,每以强心针为唯一法宝。强心针所以维持心力,此病不在心,无取乎强心针,抑强心针亦不效。若谓得针则血反燥,却不明其故。

曹官官　病半个月,热不扬,目圆睁,独头动摇,是为痉,俗名摇头惊风,乃脑膜炎症也。粪纯青色,不啼,不开口,病有万险,绵力亦不足胜任。勉方试可乃已。

乌犀角三分　大生地五钱　归身五钱　赤芍钱半　胆草三分　羚羊角三分　安脑丸一粒　丹皮一钱　炙草六分　姜夏一钱

病半个月,其先病历不可知,兹证状如此。独头动摇,乃延髓紧张,转属为脑脊髓膜炎也。凡脑证系转属者,其病更险,说详《保赤新书》与神经系病理治疗。

二诊　今日略减,不过百分之二三,是减不足言,以规矩权衡候之,恐其成脑水肿,不测固不好,成脑水肿,亦属残废。须急起直追,不问时日与药之剂数,尽量予之,或可冀幸万一。

二月十六日

乌犀尖三分,冲　大生地五钱　蚤休三分　蒺藜三钱　炒防风一钱　木香钱半　炙蝎尾二分,研　安脑丸一粒　胆草五分　归身三钱　川独活一钱

脑水肿古书谓之解颅,恐其成此病,必眼有特征,眼之黑珠向下而不向上,上露白,眼孔作圆形,其上眼帘之边缘作直线,下眼帘之边缘作弧形。

三诊　仍摇头,目圆,此两层最坏。药力已甚峻,脑症不减,总属无望,顷见呃噤,反自抓鼻,其虚已甚,宜兼事培元。二月十七日

西洋参一钱　犀角尖三分　归身四钱　川贝三钱　炙全蝎一个

人参须一钱　大生地四钱　胆草五分　元参一钱　细川连三钱　滁菊钱半　知母一钱　独活一钱　银花三钱　安脑丸二粒

咂嘴弄舌是脑证属实之候，以手自抓鼻为虚候，此即所谓正虚邪实，故用药攻补兼施。

四诊　病除十之六七，尚有危险。食物宜少，衣被宜略带暖，又不得使饿受热。

二月廿一日

人参须三钱　归身三钱　橘红一钱　炒白芍一钱　炙蝎尾一个　大生地三钱　炙草五分　法夏一钱　胡广子一钱，米炒

此病万险，竟奏全功，其后无案。仅于此方损益继进四剂而止，攻补兼施而即奏效，可谓意外收获。

邬先生　脑症本属危险，舌苔劫津，阴液已涸，尤属难治。委实无多希望，拟方冀幸万一。　　二月十九日

鲜生地五钱　全蝎一个　独活八分　安脑丸二粒　元参钱半　西洋参三钱　胆草五分　归身四钱　羚羊角四分

此案当是伤寒末传脑证之候，从劫津苔可知也。末传见脑证，为最恶之候其死宜也。

秦奶奶　头痛两候，痛在后脑，形寒，发热，欬嗽，又值经行，流行感冒，有成脑症倾向。　二月廿一日

葛根钱半　淡芩一钱　橘红钱半　茆根三钱　杏仁三钱　胆草二分　川连三分　象贝三钱　归身三钱　炙草六分　赤芍钱半　荆防各七分

安有脑证头痛至两候而始发热形寒者，云有成脑证之倾向，因流行有此病证，肝阳胆火上燔者每易酿成。此时尚未脑证，故用药仅布置胆草一味。

张宝宝　目瞬不已，头仰不得俯，是脑脊髓炎证，热不甚壮，脉不甚数，正是此病确据。此非霍乱，行军散非是，恐有变动，现在只就见证治病，不暇兼顾其

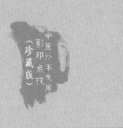

他。　　　　二月廿二日

　川连三分　赤芍钱半　大生地四钱　炙草六分　归身三钱　胆草三分　蒺藜三钱　安脑丸一粒　钩尖三钱

　此案有语病，热不甚壮。脉不甚数，为常例，须热壮而脉不甚数，方是此病确据。此病脑证已确，固不必求之脉候。

袁太太　色脉无变动，初起头痛，旋即呕吐清水，神昏谵语，卧不安席，此即流行性之脑炎症。其病从肝阳胆火郁而上逆所致，有险。

　　　　二月廿七日

　川连三分　炒防风八分　姜夏一钱　葛根钱半　安脑丸一粒　胆草五分　大生地五钱　秦艽钱半　归身三钱　括蒌仁钱半，去油

　此病为肝阳胆火郁而上逆所致，诚然看视重险，一药可愈。

王奶奶　发热，口干，不引饮，头眩且痛，是流行性脑症之初步也。其经行腹痛，

是另一件事。　二月三十日

龙胆草四分　归身三钱
梗通八分　滁菊二钱　炒香豉三钱　葱白二个　鲜生地三钱　赤苓三钱　车前三钱　桑芽三钱　炒荆防各七分

曹先生　后颈骨痠，头胀痛，确是流行脑炎初步。此病治之得法，一药可愈，并不为害。　　三月一日

龙胆草四分　归身三钱
秦艽钱半　川连三分　大生地三钱　防风八分　茆根三钱

董奶奶　头胀痛，后颈痠，骨楚，脘闷，确是流行脑症之初步，为程尚浅，可以即除。　　三月二日

龙胆草五分　川连三分
秦艽一钱　淡苓八分　炙苏子三钱　赤猪苓各三钱　鲜生地三钱　滁菊钱半　归身三钱　赤芍钱半　方通草八分

以上三案，皆有见微知著，曲突徙薪之妙。其关键在头痛，后颈痠，防患未然，是谓上工。

王小姐 发热不甚壮，脉不甚数，颈后痠，神志尚清楚，此是脑脊髓炎症，尚未甚剧，可以即愈。

三月二日

乌犀尖三分　胆草四分　防风八分　鲜生地四钱　淡芩一钱　安脑丸一粒　川连三分　归身三钱　炙甘草六分　茜根三钱

二诊　神志清楚，色脉无变动，头仍后仰，病全未动，虚甚当参用补益。

乌犀尖三分　西洋参钱半　胆草五分　归身三钱　滁菊三钱　安脑丸一粒　鲜生地五钱　川贝三钱　知母一钱

三诊　神志清，后脑仍痠，亦微强，病除十分之六七耳。尚有三四成，须服前药至完全无强痛乃止。

三月五日

犀角粉一分　滁菊三钱　钩尖三钱　桑芽三钱

鲜生地三钱　归身三钱
云苓三钱　胆草四分

四诊　大段已清楚,尚有些余波,已无妨。头昏亦不致再剧,风疹以发出为佳。

西洋参钱半　滁菊钱半　桑芽三钱　橘红钱半　钩尖三钱　龙胆草一分　法夏钱半　蒺藜三钱　云苓三钱　归身三钱

刘先生　形寒,头胀,喉痛,颈痠,是流行脑病。但兼见喉痛,恐其发猩红热。

川连三分　归身三钱　滁菊二钱　芦根五寸　炒牛蒡二钱　鲜生地三钱　胆草四分　枳实一钱　方通八分　竹茹钱半　炙僵蚕一钱　赤猪苓各三钱

二诊　病差减,未净除,苔厚是有积。　三月四日

枳实一钱　川连三分　鲜生地四钱　查(楂)炭三钱　花粉一钱　淡芩一钱　归身三钱　大腹皮三钱　胆草四分　滁菊钱半

三诊　苔黄已可攻,但病不重,且不发热,还只宜消导。　三月五日

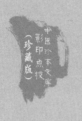

查（楂）炭三钱　瓜蒌三钱　川连三分　腹皮三钱　葛根钱半　胆草三分　淡芩一钱　枳实一钱　归身三钱　秦艽钱半

四诊　唇舌都绛，舌黄厚，大便不行，是有积。颈疫头痛均减，是脑症见减，脉近乎迟，仍是脊髓炎证之脉。

三月六日

胆草五分　竹茹钱半　川连三钱　鲜生地五钱　枳实一钱　归身三钱　滁菊三钱　查（楂）炭三钱　淡芩一钱　炙僵蚕钱半　腹皮三钱

吴奶奶　头眩痛，后颈疫甚，确是流行脑症，脚麻肢凉，是此病之较重者。

鲜生地四钱　滁菊三钱　胆草五分　归身三钱　制香附三钱　川连三分　秦艽钱半　桑枝五钱

二诊　舌质绛，脉略涩，头痛差减，尚未净除。

三月四日

鲜生地四钱　桑芽三钱　川连三分　滁菊三个　蒺藜三钱

炒防风一钱　归身三钱　钩尖三钱　胆草二分

三诊　头眩后脑痠均见瘥，未净除，已不妨。现所苦者，脘闷欲呕，乃里热之故。

川连三分　春砂壳六分　查（楂）炭三钱　小朴二分　大腹皮三钱　归身三钱　大生地三钱　淡芩一钱　胆草一分

谢宝宝　头颈痠，头痛，脘闷，泛恶呕吐，是流行症脑炎。但此病尚未成，可以无须羚羊，里热频重，更有积，当兼消导。　三月四日

胆草四分　淡芩一钱　归身三钱　查（楂）炭三钱　枳实一钱　鲜生地五钱　川连三分　滁菊三钱　元参一钱　炙草六分　芦根一两　大腹皮三钱

今世名医每以犀羚等为最后几张王牌。值重笃之病，不暇计其是否相宜，辄以此摊牌，便以为能事尽矣。在病家亦重视，以为旋乾转坤手段，效则医者首居大功；不效则病人命合当死。呜呼！医药不如是简单也。此必有议用羚羊者，故案语如是云云。数常见妄投犀羚之弊，故痛切言之于此。

时病门 欬嗽

张右 欬嗽,喉痒,涕泗滂沱,是伤风之重者。肺为风束,舌润,脉平,法当疏风宣肺。　二月十九日

防风八分　杏仁三钱　前胡一钱　桔梗一钱　象贝三钱　桑叶钱半　生姜二片

此时病欬嗽最轻浅之案,欬嗽非病,乃肺部抵抗风邪之反应动作。常宣肺疏风,助肺抗病,其欬自止。此理易晓,而病者多不达此义,辄以成药止欬,即一般西医,亦多以甜药润肺。如糖浆之类,虽暂止欬,贻患无穷。

二诊　欬爽且多,风邪外达,色脉无恙,旋当平定。

象贝三钱　陈皮钱半　桔梗一钱　防风八分　杏仁三钱　桑叶钱半　前胡一钱

钱先生 欬嗽一星期，不爽，喉痒，肺为风束，有形寒之意，须防发热。

三月十日

炙麻黄四分　象贝三钱　荆芥一钱　炙草六分　玉桔梗一钱　杏仁三钱　防风一钱　桑叶钱半

此用麻黄，意在宣肺达邪，非以解表取汗也。

二诊 欬较爽畅，喉痒依然，风邪未净，还宜宣之。

桔梗一钱　象贝三钱　杏仁三钱　桑叶钱半　防风一钱

喉痒为风邪在肺，总宜宣肺疏风，不宜润肺温肺等法。

李宝宝 欬嗽频仍，不爽利，气息微促，舌色润，脉不平正，风邪在肺，郁不得达。不速治，将为肺炎之祸也。

四月二日

炙麻黄四分　象贝三钱　炙苏子三钱　防风一钱　生姜二片　玉桔梗一钱　杏仁三钱　炙甘草六分　陈皮钱半

顾先生 欬嗽十日上，不爽利，不忌荤食，欬日以剧。致于胁肋腹部作痛，幸色脉未离，亟常宣开。

四月廿日

炙麻黄四分　象贝三钱
陈皮钱半　防风一钱　炙甘草一钱　杏仁三钱　桑叶钱半
桔梗一钱

多欬至胁肋腹部作痛，是神经痛，或疑肺病者非也。亟亟宣肺疏风，欬减其痛自已。

二诊　以宣肺疏风剂，欬较畅爽，气息亦平，虽不致有肺炎之患，然切宜避风忌荤。　　　四月四日

桔梗一钱　杏仁三钱　防风一钱　桑叶钱半　象贝三钱
陈皮一钱　炙草一钱

二诊　风邪束于肺，不以疏风，又不忌荤，风邪不得宣达。前方宣肺疏风不应，药力尚不及彀。

四月廿二日

炙麻黄三分　象贝三钱
防风一钱　炙甘草六分　玉桔梗一钱　杏仁三钱　桑叶钱半
生乳香钱半

三诊　欬较畅，咯痰亦爽，痰中微见血丝，脘胁痛差减。病有向愈之朕兆，久欬欬损伤肺络，故见血丝，不足患。　　　　四月廿四日

防风一钱　杏仁三钱　桑叶钱半　炙草一钱　象贝三钱
桔梗一钱　陈皮钱半

伤风欬嗽，在初失治，浸为支气管炎证。既得宣肺疏风，每有痰中见挟血丝，乃邪机外达，为病将愈之朕兆。数常值此，病者以为肺病，X透视拍照，西医打针，徒见庸人自扰也。

吴童　欬嗽经月不愈，不忌荤，更无可愈之理，眼皮肿，气息粗，肺气受伤，行且成大患。

二月十一日

防风八分　象贝三钱　桑叶钱半　橘红络各钱半

苏子三钱　杏仁三钱　炙草一钱

丁先生　欬嗽与涕泪喷嚏相偕，明明是伤风证候，乃进补肺润肺剂。致欬而不爽，其声不扬，胸中如窒，舌苔白，脉浮数，风邪束于肺，不得宣达，将贻无穷之患。　　　三月十四日

炙麻黄四分　象贝三钱　桑叶钱半　前胡一钱　炙草一钱　玉桔梗一钱　杏仁三钱　防风一钱　陈皮一钱

药盦医案卷四

武进恽铁樵著

子道周藏稿

受业江阴章巨膺注释

虚损门 肺病

夏先生　面色枯萎，手鱼冷，舌见虚象，欬三个月不差。肺叶已焦，爪下色紫，血行已失常度，难治。

十月六日

炙紫苑（菀）一钱　川贝三钱　炙桑皮一钱　杏仁三钱　天麦冬各三钱　炙款冬一钱　芦根四寸　白归身三钱　炙草六分

面色枯萎，肺病传肾，肾腺亦败，内分泌不良之外候也。手鱼者，大拇指根之厚肌肉，此处肌肉削落，其人瘦瘠，不可恢复矣。若寒冷不温，乃卫阳虚竭也。此病是肺萎，云肺叶已焦者，其肺叶萎缩也。案虽寥寥数语，病之深痼已赅之矣。

二诊 肺萎，面色枯，爪下血色紫，脉无胃气，其病已成，无能为役。

十月九日

天麦冬各三钱 括蒌皮钱半 炙草六分 苡仁三钱 川贝三钱 人参须一钱 炙桑皮一钱 归身三钱 杏仁三钱

三诊 肺萎已成，药后觉差，差亦不足言。此病为程甚远，须三五个月方小效，转瞬立春，须急起直追，方可幸免。 十月十一日

天麦冬各三钱 炙苏子三钱 炙桑皮一钱 杏仁三钱 川象贝各三钱 炙紫苑（菀）一钱 炙款冬一钱 橘络钱半

四诊 脉躁疾，面色枯萎，舌边光，近更脚肿。虚劳症最忌脚肿，是不能治，勉强用药，亦无大效。

十月十四日

天麦冬各三钱 炙款冬一钱 法夏钱半 川贝三钱 炙紫苑（菀）钱半 人参须一钱 炙草六分 杏仁三钱

脉躁疾，脚肿，心肾俱败矣。苟延残喘，为日无几，各案用药，循题敷衍而已。

丁先生 在上见肺燥，在下见脾寒肾亏，脉无胃气，瘠甚，已渐入损途，难治。

　　天麦冬各三钱　象贝三钱
　　芡实三钱　炙草六分　金匮
肾气丸钱半　炙桑皮三钱　木
香一钱　云苓三钱　杏仁三钱

　　所谓肺躁，干欬舌光诸候也。脾寒肾亏，见泄泻遗精诸候也。凡肺病忌泄泻，古人谓之脾虚土败。土败者不能生，金现代谓是结核菌蔓侵入肠，其说可通也。

赵先生 寒热如疟，久不愈，前曾吐血，现在仍形寒发热。五月起直至于今，亦仍见欬，喉音哑，不能饮食，此非疟，乃肺痨也。现在病势已臻峰极，法在不救，勉强维持正气。一面以丸药治之，聊尽人事。

　　　　　　　十月九日

　　归身三钱　麦冬三钱　杏
仁三钱　川贝三钱　炙姜蚕一
钱　白芍钱半　炙草六分　橘
络钱半　知母一钱

肺病寒热起伏，与疟同其热型，是乃消耗热。肺弱不胜冷空气之压迫，故形寒。燐质自燃以为救济，故燔热。说详病理各论等书，喉音哑与时证迥异，古人谓是金败，此病已届末期，去死不远矣。

丸药方 猪肝一个，研炙 炒怀药三钱 杏仁五钱 虎骨五钱，劈去髓 天麦冬各三钱 蒺藜三钱

右药烘干，研末，加新鲜猪脊髓一条同捣数百杵，酌加炼蜜，丸如绿豆大。每日、中、晚、夜半各服十丸，开水下。丸装袋内，一佩，一挂房门口，先服佩身者，后服门上者。

汤丸聊尽人事而已，不见有何妙用，丸剂分佩身与悬门两种，殊不解何意。

包先生 肺燥，欬嗽，痰腥，脉尚平正，亦不气急，却兼有寒热，舌苔抽心，论脉暂时无险，论证恐是痨疟，兼肺燥。能否渐愈，须俟药后三日，看成效如何，方可断言。 十月十三日

炒乌药五分 炙草六分 归身三钱 桑芽钱半 橘红络各钱半

炙紫苑（菀）一钱　麦冬三钱　滁菊钱半　桔梗六分　大红枣三分，用常山煮

肺病寒热起伏，在初期往往误为疟疾，以先师才智，犹临床眩惑，案虽如此云云，毕竟只用红枣煮常山一味。其二诊热常在百度左右，颧赤，乃肯定下确断。

二诊　脉虚软，苔黄中间抽心，欬嗽而痰腥，颧赤，热常在百度左右，此是肺虚，乃属不足，非有余。苇茎汤可用，但不可泻肺。

十月十五日

桔梗五分　杏仁三钱　细生地三钱　淡芩八分　知母一钱　生草五分　川贝三钱　炙紫苑（菀）一钱　芦根四寸　赤豆二两，泡　橘红钱半　麦冬三钱　炙百部五分　木通八分

孙小姐　脉数微躁疾，呼吸促，晨起痰薄白甚多，肩背痠楚，前两日有自汗，舌润，舌边有黑斑，左胁下痛。月事五月不行，病在肝，肺无弹力是肺萎，肝太王，其实是虚。因肝病血，因肺病肾，故见许多副症，肝肺两者，以肺为急。

炙款冬一钱　炒乌药一钱　蒺藜三钱　制香附三钱　杏仁三钱　炙紫菀（蔻）一钱　炙鳖甲二钱　天麻二钱　白归身三钱　赤芍三钱

层层推断病理，已读病理各论概论等书，则明白晓畅，不难了解。

二诊　肺病因欬，嗽剧则因胃病，胃所以病，从肝来。阴分虚竭，内热甚重，十滴水不宜。各种温药亦不宜，肝阴已伤，舌无味蕾，当用治肝胃之药，与太平丸同服。　　十二月八日

人参须七分　姜夏一钱　竹茹钱半　炒乌药八分　杏仁三钱　佐金丸四分　橘络钱半　佛手一钱　炒白芍二钱　炙紫菀（蔻）一钱　归身钱半　川贝三钱　炙款冬一钱

膏药方

天麦冬各三两　炒绵仲二两　炙草五钱　浮小麦五两　白芍两半

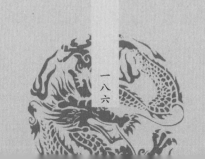

细生地四两　桃仁泥两半　牡蛎二钱　炙鳖甲二两　枳实一两　肥玉竹一两　川贝三两　归身二两　菟丝子二两　早晚一羹匙

王奶奶　面色枯萎，脉无胃气，呼吸促而鼻扇，是气管变硬，乃肺病之慢性者，原有不欬嗽之肺病，不当以欬为准。其腰间之癥块，当是冲任病，冲其色脉，病甚深，无把握。　一月十五日

天麦冬三钱　赤芍一钱　炙桑皮三钱　地骨皮三钱　丹参一钱　炙鳖甲三钱

此非时病之气急鼻扇，乃肺肾同病，重笃之候，气管狭窄痉挛也。故用药以养肺阴法。

管奶奶　目无神，面无血色，脉数无胃气，舌剥亦无血色，欬嗽，气急，鼻扇，肺络已损，心与肝亦病，有大险难治。　一月廿四日

归身三钱　川贝三钱　橘红钱半　炙紫苑（菀）一钱　浮小麦五钱

杏仁三钱　川连三分　沙参钱半　炒荆芥四分　天麦冬各三钱

气急鼻扇为重险之候，然在肺炎或痧疹并发肺炎而见者，虽重笃可以挽救。若热病末传而见者，是肺气垂绝，临命光景。至慢性肺病而见之，为肺肾俱败，虽未必即死，终不可治。

二诊　气急鼻扇未除，肌肤暵燥，阴分枯竭，脉数甚无胃气，经阻不行，皆损症已成之候，难冀全愈。

一月廿七日

地骨皮三钱　沙参钱半　玉竹一钱　紫苑（菀）一钱　天麦冬各三钱　炙苏子钱半　归身三钱　杏仁三钱　元参一钱

三诊　目光无神，脉仍无胃气，数甚，欬已止，仍微见气急鼻扇。　二月六日

地骨皮三钱　归身三钱　知母一钱　沙参三钱　炙紫苑（菀）一钱　炙苏子三钱　杏仁三钱　川贝三钱　炙芪三钱　天麦冬各三钱

四诊　气管变窄，心脉亦乱，无血色，无胃气，病已深，无力挽救。二月九日

大生地三钱　炙苏子三钱　绵仲三钱　知母三钱　川贝三钱　沙乌药一钱　炙紫苑（菀）一钱　沙参钱半　归身三钱

吴先生　脉有歇止，起落尚宽，此有两层：其一是心房不病；其二是秉赋本厚。然病实不可为，因肺气毂觫已甚，其中午发热，绝非外感。据指尖肥厚，是血行失常度，乃侧枝血管代偿循环，故脉有歇止。此血管变坏，当在肺络，以故膈旁痛而见红。病之来源甚远，决非一二剂药可以侥幸图功，而年事已高，病已入险境，虽欲从容调治，势已无及，故云不可为。危险时期在春分后，因脉气尚宽，必能过春分，大约过春分十日左右。

一月廿八日

人参须一钱　五味子四分　橘红络各钱半　象川贝各三钱　炙紫苑（菀）一钱　北沙参钱半　杏仁三钱　天麦冬各三钱

是案详叙证状病理，无可挽救，竟与之期日，率直言之，无江湖气。凡重笃之证，节令当前，便明死期。

一年四季，二至二分为大节令，危险更甚。二至者冬至、夏至，二分者春分、秋分。其老年或有痼疾宿恙者，值节令其病必发，如吐血鼓肿之类，其尤著者。

张先生 湿温之后，欬嗽不止，面无血色，已属慢性肺病，难治。

二月十四日

天麦冬各三钱　桑叶三钱　细生地三钱　知母一钱　归身三钱　川象贝各三钱　炙芪三钱　炙苏子三钱　杏仁三钱　炙草七分

凡有肺病根蒂者，值伤寒温病之后，往往肺病继起。一因久热，一因体虚，劳菌遂猖獗为患，正如国家值外患之后，元气斲丧，伏莽窃发，乘机为乱也。

二诊　慢性肺病，药后指胀见差。然此属痼疾，毕竟难治，是否能竟全功，未能预科。　二月十八日

川象贝各三钱　炙芪三钱　炙桑皮三钱　杏仁三钱　知母一钱　天麦冬各三钱　炙草六分　生熟地各三钱　归身三钱　橘络钱半

脂头胀,甚则如鼓槌形,为肺病特征。前方补气血养肺阴得效,毕竟痼疾难疗,小效不足喜也。

李先生 脉弦肤津润,冷汗透衣,手冷及肘,久欬咯痰带血,现在气急,此属肺病。为候已深,其实热非外感,不可用外感药。其肌表已无阳,不得用过凉药。复非补可以济事,故难治。病已无希望,如不药尚可延七八十日。若误药,反促其生命。　　　三月二七日

归身四钱　牡蛎三钱　炒白芍三钱　浮小麦六分　苡仁五钱　红枣六枚　瓜蒌霜钱半　天麦冬各三钱　杏仁三钱　橘络钱半　五味子四分　胡广子一钱,土炒

是亦死证。据案所述,定必有伧医滥施表散辛凉之药剂,是诚不知死活者矣。其冷汗透衣,手冷及肘,卫阳散亡矣。其有热,乃燐质自燃以为救济,病已至析骸而炊易子而食光景。若复误药,经所谓再逆促命期也。

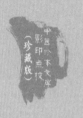

综观各案，无一可治之证。良以师负重名，病者非至险绝之境，不来求治。既至重笃，虽卢扁复生，无能为力矣。纵有早期治疗得瘥者，其方案必数十顿，难能完全收录也。

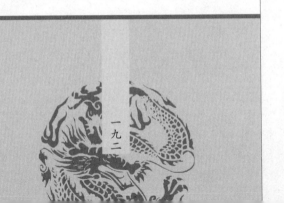

虚损门 咳嗽

章奶奶 略欬，痰不爽，肺颇燥，及今疗治，当无患。

八月十九日

兜铃一钱　杏仁三钱　炙桑皮一钱　炙草六分　川贝三钱　橘红一钱　细生地三钱　归身三钱

此后诸欬嗽案均属内伤之病，须认清目标，浅者或为肺燥肺虚诸候，其深者便是肺病前兆，其尤深者，便为肺病，详见前肺病门。大约仅病肺一藏器者为浅，若有肾病并见者深矣。

二诊　色脉均佳，肺燥亦见减少，但尚有些微心肌神经病，亦不足为害。

沙参钱半　茯苓三钱　炙甘草六分　佐金丸四分　川贝三钱　归身三钱　细生地三钱　制香附三钱

三诊　晨欬，腰痠，脉气不宽，肺热肾亦热。

八月廿四日

沙参钱半　川贝三钱　归身三钱　细生地四钱　杏仁三钱

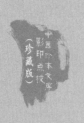

卷四

丹参 八分　川连 三分　炙草 六分　天麦冬 各三钱

四诊 病次第告瘥，较前为瘥，补为宜。八月廿七日

高丽参 一钱　归身 三钱　钗斛 三钱　菟丝饼 三钱　生白芍 钱半　佛手 钱半　麦冬 三钱　炒绵仲 三钱

蔡先生 欬剧，痰白，脉微硬，气急，舌光，病殊不廉，肺虚已甚，当略敛之。

五味子 七粒　天麦冬 三钱　滁菊 钱半　杏仁 三钱　炙款冬 一钱　橘白络 各一钱　川贝 三钱　干姜 一分

二诊 肺虚敛肺当效，因有风故不效。欬剧，风不得出，化热故渴。改用宣达。先令风净，然后敛之。九月七日

防风 八分　瓜蒌仁 一钱　杏仁 三钱　桑叶 三钱　象贝 三钱　炙苏子 三钱　炙草 六分　桔梗 四分

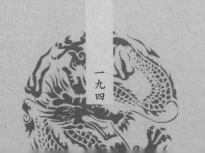

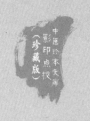

三诊　唇绛而干，脉舌均有虚象，渴甚，仍剧欬气急，病绝深。　九月九日

炙紫苑（菀）八分　杏仁三钱　桑叶三钱　括蒌皮钱半　炙苏子三钱　元参八分　象贝三钱　炙甘草五分

谢先生　今日脉颇平正，缓滑湛圆，与平日不病时已相差不多。面色嫌黑，前两日黑更甚，今已略好，欬嗽无力，痰不爽，此是肺虚之证。手足温，虽有汗，已不甚多。前两日脉沈，汗出如雨，手冷及肘，实是亡阳险证。切勿误认凉药可服，但现在已成过去之事实，可置不论。此病由欬嗽言之，是肺虚，由痰不出言之，是气管肿，涕多是肺寒，亦是虚。面黑是肾气不足，多谈话，则剧欬而喘，亦是肾亏。脉好是平日鱼胶之功，脉主心，有如此脉象，心脏病尚轻，头眩气逆，有几分肝病及湿在内，不过心肾肝病湿病皆是副症。湿比从前好，但仍潜伏在内，此病秋冬本当较好，故虽好并未全好。急救亡阳，当用大温药。现

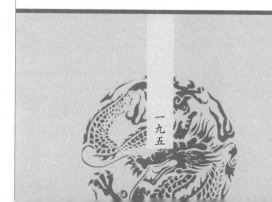

既轉機又見此脈象，是腎不寒當然不能用大溫藥。然肺實虛，寒涼決不可。第一當溫肺（則欬嗽可減）。第二當納腎氣（則面色黑可除氣喘可漸平）第三當斂肺氣（則涕汗皆少痰當爽溲當多）第四當潛肝陽（則頭目清楚）

炙紫菀 一錢　牡蠣 錢半　人參鬚 八分　炙款冬 一錢　五味子 五分　龍骨 錢半　炒烏藥 一錢　蛤蚧尾 六分　乾薑炭 二分　鈎尖 三錢　蒺藜 三錢

此公年事行將五十，已多妻妾，猶新納寵，好色多內，肺腎俱虛，腎腺枯，內分泌衰歇，其要點在面黑。常侍先師往診，屢屢諷告，此案詳細開陳，弦外之音，大可凛戒。

陸先生　舌略乾糙，脈氣不甚寬，面色尚正當，欬嗽音啞，夜間較甚，並有肛㿉。病屬損，癥結在肺，能節慾可貞疾延年。十一月十六日

天麦冬各三钱　杏仁三钱
炙芪二钱　炙桑皮一钱　川
象贝各钱半　知母一钱　射干
四分

伤风欬嗽音哑者，不过寒邪化热，不足为患。若久欬失音，绝非细故，肺病前兆也。此病并有肛痈，已入损途矣。此方似宜于伤风欬嗽失音之候，于此病实不中肯。

陈先生　头眩，耳鸣，小溲不畅，无力使出，不能任劳，又欬多沫痰，舌有黄黑结苔，种种皆虚象，其胃却热。　　　十二月十一日

钗斛三钱　炒乌药一钱　川象贝各三钱　杏仁三钱　金匮肾气丸钱半　天冬三钱　炙紫苑（菀）一钱　橘红络各钱半　滁菊钱半

据案所述证状，其虚惫已甚，神经衰弱亦至极度，所处方，补益之力，实不及毂。

二诊　内热甚重，其热在胃，脉软，见头眩耳鸣，行动气促，是肺肾皆虚。

竹叶十片　杏仁三钱　绵仲三钱　鲜生地四钱

天冬三钱　苁蓉三钱　枸杞三钱　菟丝子三钱　炙芪三钱　蒺藜三钱　川贝三钱　炙龟板一钱

三诊　神虚，肾亏，肺弱，种种见证及脉象，皆显然可见。却非药物所能斡旋，进补不过略差而已。

十二月廿日

细生地三钱　绵仲三钱　炒乌药一钱　菟丝子三钱　杏仁三钱　炙苏子三钱　归身三钱　桑椹子三钱　蛤蚧尾四分，炙研冲

窃以为此病峻补，耐以时日，可冀全功。而案语非药物所能斡旋，谅必其人环境、年龄、秉赋种种关系，均无可治之。故但毕竟用药未竭尽人工，补力太轻。

陆先生　欬嗽，气喘，吐血，现血已止，喘咯平，而两手脉皆溢出寸口，直至掌心，彻上彻下，其筋脉兴奋，异乎常人。病属虚证，而有此脉，是为反应无疑，血若再吐即危，当设法安绥抗暴。

十二月廿一日

南沙参钱半　炙草六分
蛤蚧尾四分，炙　川贝三钱
炒乌药钱半　杏仁三钱　茜根
炭三钱　桑枝三钱　炙苏子三
钱　蒺藜三钱　佐金九四分
藕汁一酒盅

　　证虚而脉见有余，所谓
虚性兴奋，代偿作用也。其
病旦夕有变，不必再吐血，
其病已危殆矣。欬而气喘，
肺肾俱病，虽以肃肺纳肾，
恐于事终无济也。

　　陆奶奶　目光无神，面
色黄暗，脉数无胃气，欬嗽，
面肿，有盗汗，经不准。自
云初三起病，然伏根已深，
藏气皆坏，有大危险，难冀
挽回　　　　　　一月九日

　　炙紫苑（菀）一钱　杏
仁三钱　炙鳖甲三钱　天麦冬
各三钱　川贝三钱　炒乌药一
钱　绵仲三钱　炙桑皮一钱
赤白苓各一钱

　　此证必有甚久之病历，
决无初三日起而见此证状者。
欬嗽至于面肿，肺气伤矣，
亦决无仅欬数日者所有。色
脉如此，又复盗汗，已入损
途也。

黄先生 剧欬月余不止，昨忽吐血杯许，今犹未止，胸膈不觉痛，脉软，暂时只有止血清肺。

一月十二日

茜根炭三钱　荆芥炭六分　象贝三钱　麦冬三钱　炙苏子三钱　赤芍三钱　小蓟炭钱半　侧柏炭一钱　杏仁三钱　荷叶一钱　鲜藕汁一杯，冲

此案欬嗽是主病，因剧欬经月，损伤肺络而见血。既见血，以止血为急，毕竟吐血是副证，故止之旋止。

二诊　血止，色脉亦较佳，春寒肺虚，故欬剧。不可补，且不宜吃荤。

一月十五日

象川贝各三钱　杏仁三钱　广橘红钱半　黑荆芥炒，四分　炙草六分　茜根炭三钱

三诊　欬嗽喉痒，前曾吐血，现在剧欬不止，色脉平正，喉痒有外风，亦虚。

炙苏子钱半　枳实八分　大生地三钱　杏仁三钱　象川贝各三钱

括蒌皮钱半 归身三钱 广橘红钱半 竹茹钱半

在时病之欬嗽，见喉痒者为外风，例当以桔梗、防风之属宣之。已见血者，此法便不相宜。故专以镇欬降气为治，云有外风亦虚，意不相属。

四诊 面色太黄，溲不多，当略分利，欬差固佳，尚须吃素。　一月廿三日

茵陈钱半　大生地三钱　象贝三钱　归身三钱　真阿胶钱半，蛤粉炒　方通八分　括蒌皮钱半　云苓四钱　杏仁三钱

面黄溲少，故以茵陈、通、苓除湿利水，欬止用阿胶，所以养肺固络。

五诊 右脉甚佳，左脉弦，尺部鞕，面色亦稍不平正，欬多沫痰，腰背瘘，补肾润肺，更当调肝。

一月廿九日

草薢钱半　云苓三钱　炒绵仲三钱　蒺藜二钱　天麦冬各三钱　防风四分　杏仁三钱　菟丝子三钱　独活四分

李先生 脉起落不宽,少胃气,旧有遗精病,现患欬,且见红,面色焦黄,当然是肺肾并病。但此病之吃紧处,不在肺而在胃,其舌色黄糙苔厚,欬因胃气不降,当先治胃。 一月十九日

竹叶钱半 查(楂)炭三钱 象贝三钱 杏仁三钱 炙苏子三钱 淡芩一钱 枳实一钱 腹皮三钱 芦根三寸 炙桑皮钱半

此病吃紧处,当在肺肾,其舌色黄糙苔厚,胃气逆不降,固足以致欬。然毕竟不是主因,当云先治其浅者,先治胃。

二诊 一月廿一日

原方去苏子,加秫米三钱,姜夏钱半,秦艽钱半,莲须钱半。

三诊 脉仍少胃气,舌苔黄厚,梦遗,五更剧欬,肺肾兼病,遗与胃不和,亦有关。

莲须二钱 竹茹钱半 炙荑肉六分 炙紫苑(菀)一钱 杏仁三钱

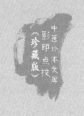

查（楂）炭三钱　枳实一钱

炒秫米三钱　大生地三钱

腹皮三钱　泽泻八分　生苡仁四钱　天麦冬各三钱

林先生　欬是肺虚，故气急，形寒，当和营。

二月廿一日

桂枝三分　茯神三钱　归身三钱　象川贝各三钱　炙草六分　姜夏一钱　秦艽钱半　杏仁三钱　天麦冬各三钱

此证必有欬甚致自汗，或夜间盗汗证，其气急因肺虚，合之形寒，故用桂枝。

二诊　无甚大病，颇见虚象，口味咸，亦是虚，故有盗汗，是肺虚不任春寒压迫，所以形寒。

二月廿三日

炙款冬一钱　杏仁三钱　炙草六分　炙草六分　天麦冬各三钱　炙苏子三钱　姜夏钱半　归身三钱　象川贝各三钱　浮小麦四钱　花粉一钱　桂枝二分　炒白芍钱半

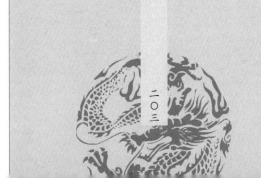

三诊 欬气急,盗汗形寒,溺痛,虚甚,其虚在肺。

二月廿四日

桂枝二分 滁菊二钱 炒绵仲三钱 炒乌药一钱 炙芪钱半 杏仁三钱 炙苏子三钱 炙紫苑(菀)一钱 白芍钱半 牡蛎三钱 菟丝子三钱 天麦冬各三钱

四诊 欬气急,盗汗,心荡,多梦,皆虚象,形寒,因表不固。 二月廿九日

炙紫苑(菀)一钱 杏仁三钱 炒白芍钱半 北沙参钱半 浮小麦五钱 知母一钱 纱绵仲三钱 炙苏子三钱 川贝母三钱 炙芪钱半 炒乌药一钱 天麦冬各三钱

三用桂枝和营而不效,责其卫外之阳虚,表不固,故改用炙黄芪。

五诊 肺肾并病,左右脉弦甚,可知其气急,是肾不纳气,盗汗则肺虚已甚。

炙紫苑(菀)一钱 杏仁三钱 天冬三钱 川贝三钱

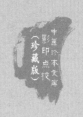

北沙参钱半　白芍一钱　桔梗四分　生草四分　浮小麦五钱　绵仲三钱　菟丝三钱

数用敛肺降气法而气急不除，故云是肾不纳气。既云肾不纳气。当用人参、蛤蚧尾之属。

卢先生　色脉均形不足，欬无痰，胁痛，曾吐血，旧患遗，亦甚剧。舌光，胁痛是肝欬，则因上下不相承接之故，因肾而病肺也。

三月十三日

天冬三钱　菟丝饼三钱　杏仁三钱　蛤蚧尾六分　绵仲三钱，炒　人参须钱半　苁蓉三钱　五味子三分

上下不相承接者，生理机能紊乱也。古人所谓金水不相生，肾水虚而病及肺，肺全虚而木无承制，于是肝旺而胁痛。此种欬嗽，病连三藏。

王先生　左脉脉气不宽且鞕，舌光，是皆虚象。凡欬嗽痰爽者，只作伤风论，不作肺病论。若兼见肾病，便是肺痨初步。今浊虽止，而肾则虚，欬不止，非细故

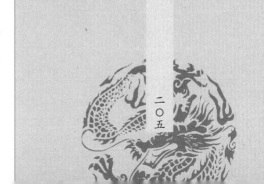

也。　　　三月十八日

炙款冬一钱　绵仲三钱 杏仁三钱　菟丝子三钱　炙紫苑（菀）一钱　橘红钱半 苏子三钱　川象贝各三钱

患浊则肾虚，舌光掌热为阴虚，脉鞭为营虚。如此而病欬者，便是肺病初步，非细故也。

二诊　欬除，脉些微见好，唇仍绛，舌太光，掌热未除，有时脘闷连背，皆虚象。

细生地三钱　知母一钱 炙芪三钱　炙桑皮一钱　地骨皮三钱　麦冬三钱　绵仲三钱 菟丝子三钱

虚损门 吐血

张先生 薄厥决不无因而起，脉细，失血之后，肝已虚也。　　八月廿四日

茜根炭三钱　棕皮炭三钱
炒白芍一钱　制香附三钱
白归身三钱　老三七分半　鲜藕汁半盅，冲

薄厥者，上盛下虚之候，其证在上则面赤头晕，在下则两足寒冷，所谓偏胜之局。其甚至吐血，宜以烫水濯足，引血下行。失血之后脉细，虽见虚象，却是正常。脉洪大反为危候，详见下胡案注。

二诊　血止，色脉亦好，只须善后。药物不能除根，惟练功能除根。　　八月廿八

大生地四钱　归身三钱
制香附三钱　藕节三个　茜根炭三钱　炙草六分　生白芍钱半

陶先生　舌绛苔黑，左脉全无胃气，患欬嗽，夹痰吐血，腰痠胁痛，表面是因伤吐血。然色脉不合，亦非纯肺病，乃由肾病肺。兼有肝病者，绝深不但难治。

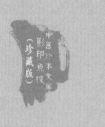

天麦冬各三钱　茜根炭三钱　菟丝子三钱　杏仁三钱　童便半酒盅，冲　云茯苓三钱　大生地三钱　炒绵仲三钱　归身三钱

肺病者吐血，吐血不尽是肺病。时俗见吐血每与肺病混而为一，此案虽因伤吐血，却亦有肺病。

二诊　肺病之外，更见甚深之肝病，不戒酒，只有渐深，更无可愈希望。

茜根炭钱半　杏仁三钱　知母一钱　制香附三钱　藕汁半盅，冲　枳椇子钱半　桑枝三钱　川连三分　天麦冬各三钱

费先生　欬嗽，痰中夹血，舌光，指尖胀，肺病已成，不易取效。　九月七日

天冬三钱　杏仁三钱　川贝三钱　茜根炭三钱　苡仁六钱　藕节三个　炙草六分　赤苓三钱　炙桑皮一钱

此乃肺病之吐血也，其特征在指尖胀。

田先生　失血过多，口鼻二便均有，鲜血与瘀血并下，面无血色，发热，汗黏，藏

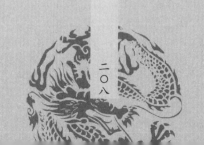

气悉乱，只有止之一法，恐无补于病。　　九月十三日

犀角屑四分　高鹿参一钱
大生地五钱　丹皮钱半　橘络钱半

血热妄行而发热汗黏，故云藏气悉乱，假使有甚深之病历者，不可治。

蔡先生　吐血与气急膈痛并见，照例是肺血。舌苔湿颇重，或因气候太燥所致。病在燥湿不能互化。

　　　　　　　　十月十七日

鲜生地三钱　滁菊钱半　钩尖三钱　赤芍二钱　藕汁一盅，冲　炙苏子三钱　丹皮一钱　天麻三钱　防己三钱　地榆炭三钱　蒺藜三钱　淮膝钱半　桑叶三钱

气候燥而舌苔见湿象，下或便结，是谓燥湿不能互化，虽有湿不宜于香燥，故用防己。但鲜生地恐不相投，吐血与气急膈痛并见，肺病之吐血也。

　　二诊　血已止，色脉均尚无他。喉燥，矢燥，皆气候关系。　　十月十九日

天麦冬各三钱 炙苏子钱半 杏仁三钱 蒺藜三钱 黑荆芥五分 枇杷叶三钱 桑枝三钱 丹皮钱半 参三七四分,研 细生地三钱 藕汁一盅,冲

三诊 今日仍见血,舌质绛,欸较频,脉平正,当是天久不雨,太燥所致。

天麦冬各三钱 沙参一钱 蒺藜三钱 地榆炭一钱 马兜铃一钱 丹皮一钱 桑皮一钱 黑荆芥五分 枇杷叶三钱 杏仁三钱 藕汁一盅 茜根炭钱半

四诊 色脉均佳,血止,稍觉腰痠,气候骤寒,当暖衣。药则宜疏解,不宜补。

象川贝各三钱 杏仁三钱 橘皮钱半 桑叶三钱 细生地三钱 防风六分 归身三钱 炙草六分

余世兄 气候燥,肝阳上行,引动吐血旧病。症情重险,非速止不可,否则倾盆

盈碗而来，即刻可以脱绝。

十月廿六日

花蕊石三钱　地榆炭钱半　炒荆芥三分　赤芍一钱　京墨半杯　茜根炭三钱　棕皮炭四钱　荷叶炭一钱　童便半杯

此必满口鲜血，非痰中兼挟之血丝。纯以炭类止之，肝阳上行句，包涵面赤或面有火色，头晕诸证状。

二诊　薄厥已止，血尚未止，暂时可无危险。右脉有胃气，左脉弦，病根完全未动，慎防再发。

十月廿七日

茜根炭三钱　炙草六分　小蓟炭一钱　蚕豆花露二两　炒荆芥六分　赤芍钱半　地榆炭一钱　归身三钱　老三七五分　京墨半杯　棕皮炭三钱

曰薄厥，则不但面赤头晕，亦且足冷，充血于上，偏胜之局也。甚者宜用猺桂引火下行。

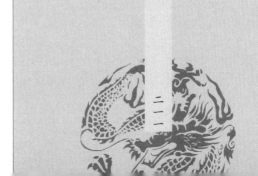

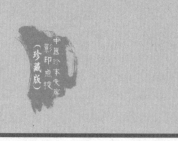

徐先生　右尺脉弦，吐血已第二次发，而与第一次相距近五六月，此病现在可愈。明年必再发，在春分再发，便不可收拾，从速练功。

十月廿七日

京赤芍钱半　茜根炭三钱
侧柏炭一钱　地榆炭一钱
童便一杯，冲　荷叶炭一钱
小蓟炭钱半　荆芥炭五分　参三七五分，研

有吐血宿恙者，与节令最有关系，二至二分大节令，更宜戒备。

张先生　肢凉，咯血满口，面黄气急，症属薄厥，亟止之。　十一月十四日

花蕊石三钱，煅　炒茜根三钱　侧柏炭钱半　归身三钱
童便一杯　七厘散一分，冲
小蓟炭钱半　法半夏一钱
丹皮钱半

二诊　血止，脉洪数，面色尚可，当清。

十一月十五日

老三七二分　归身三钱
丹皮钱半　细生地三钱　制香附三钱　知母一钱　茯神三钱

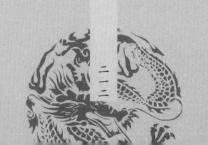

三诊 痰中仍有血，气喘，肺甚热，此病现在不见凶象，然已有败证，将来不了。

天麦冬各三钱 炙桑皮一钱 炒乌药一钱 杏仁三钱 丹皮三钱 川象贝各三钱 炙苏子三钱 老三七一分 秋石一分

败证当是指脉搏有歇止与气喘两事，心肺两藏均病，目前即是凶象。

四诊 血已止，脉有歇止，而略气急。是心肺均有病，病在神经，养心为主。

象贝三钱 丹皮一钱 桑叶三钱 炙苏子三钱 藕汁半杯，冲 杏仁三钱 赤芍钱半 橘络钱半 炙甘草六分

王奶奶 吐血十年，愈吐愈剧，脉尚可，脘痛、背痛、腰痛，肝、肺、肾症并见，秉赋本尚可，何以有此病，不自知。若不除，当然有险。　十一月十六日

制香附三钱 川连三分 炒荆芥四分 茜根炭三钱 藕汁半杯 炙桑皮钱半 赤芍钱半 荷叶炭一角 棕皮炭三钱 杏仁三钱

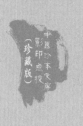

二诊 脉尚可，血止欬减，然目光少神，且有热象，肝阳不潜，仍虑血上行。

炙鳖甲钱半　钩尖三钱　桑芽三钱　炙龟板三钱　大生地一钱　滁菊二钱　赤芍钱半　制香附三钱　肥知母一钱　川贝三钱　橘红钱半

三诊 目光较有神，脉和，血止，肝阳潜，甚佳，腰痠当补肾。

十一月廿三日

炙桑皮钱半　杏仁三钱　枸杞三钱　赤白芍各钱半　佛手钱半　菟丝子三钱　绵仲三钱　滁菊钱半　生熟地各三钱

四诊 脉平，舌绛糙，内热甚重，头痛即因内热，清之。　十一月廿八日

淡芩八分　枸杞三钱　绵仲三钱　鲜生地三钱　川连三分　赤芍钱半　滁菊二钱

张先生 吐血满口，剧欬，气喘，右膈痛，肺络已伤，病不廉，稍延即有生命之险。

现在尚有一线生机。

十二月二日

茜根炭三钱　杏仁三钱
炙苏子三钱　象贝三钱　小蓟炭钱半　桑叶三钱　炒乌药一钱　橘络钱半　炙紫苑（菀）一钱　童便一杯　黑荆芥四分

二诊　脉软，血已止，唇间疮疡愈多，所谓一线生机者，即此。以血中热毒，能自达，面色甚劣，尚有危险。

十二月四日

小蓟炭三钱　赤芍钱半
桑枝三钱　荷叶炭一角　茜根炭三钱　丹皮一钱　归身三钱　炒荆芥五分　炙紫苑（菀）一钱　杏仁三钱　乌药一钱

血止，脉软，方是一个线生机。热毒外达而为唇疮，尤其浅者。

胡奶奶　先曾常发吐血病，近来加甚，气急鼻扇，发热，肌肤暵燥，并且发白痦。

此发热是阴虚而热,绝非外感,断断不可用透表苦寒诸药。须甘凉养阴培元,期以半个月,或见些微小效,病属至危极险之候,万不可乱用各种方药尝试。

十二月三日

天麦冬各三钱　杏仁三钱　川贝三钱　大生地三钱　炙苏子三钱　知母一钱　归身三钱　炙甘草六分

二诊　气急鼻扇,较前加甚,脉象舌色不变,面色亦不变,而病实已至甚危绝望之境。此颇与桃花痊为近,不知从前亲属中有患肺痨者否。如其有之,则为痓甚确。

十二月三日

括蒌仁钱半　知母一钱　川贝三钱　天麦冬各三钱　炒白芍钱半　细生地三钱　归身三钱　炙草六分　炙苏子三钱　紫金锭半粒,磨冲

另真獭肝一钱,虎头骨一钱研细,每服五厘,与紫金锭同服,每日一次

另牡蛎一两，龙骨一两，糯米粉二两，共研粉扑周身。

桃花痄病，说详病理各论，果是其病，徒有治方，于事无济。即使非是，已至第四步阴虚而热，病候深矣。必有伧医犹投发表苦寒药者，是诚不知死活者矣。

施先生 吐血，欬不畅，瘠甚，肝气甚盛，湿热不重，脉无胃气，溲频数，延久当成瘵。 十二月十一日

象川贝各三钱　炙紫苑（菀）一钱　炙桑皮钱半　丹皮一钱　泽泻八分　黑荆芥四分　茜根炭三钱　炙款冬一钱　荧肉四分　杏仁三钱

亡血家瘠甚，自是大虚之体，溲频数，尤见神经衰弱。然则方药宜兼予补益，但清肺止血，用六味之半，取丹皮，泽泻之偏于泻，不用地淮之偏于补，殊不令人满意。

二诊 脉弦无胃气，血虽止，必再发，夜欬无痰，肺弱且燥。 十二月十三日

天麦冬各三钱　川贝三钱　炙桑皮一钱　沙参钱半

肥玉竹一钱　杏仁三钱　炙紫菀（菀）一钱　阿胶钱半，蒲黄炒

三诊　脉略起，舌润有湿，沙参、玉竹未中肯，故欬仍剧。　十二月十八日

橘络钱半　炙紫菀（菀）一钱　炙草六分　生熟苡仁各三钱　杏仁三钱　炒防风六分　阿胶钱半，蒲黄炒

肺燥本宜沙参、玉竹，但以舌润有湿，故不中肯，易生熟苡仁，此亦燥湿不能互化之局。

四诊　欬不见减，舌润，脉少阳和之气，剧欬则呕，口味淡，宣肺不效，改予平胃。

枳实八分　川连三分　竹茹钱半　杏仁三钱　炙草六分　厚朴三分　橘红钱半

剧欬则呕，胃气上逆也。故用平胃。

五诊　欬两月余不愈，宣肺平胃都不效，舌有湿象，傍晚黎明时较剧。久欬肺无不弱，可虑。

十二月廿八日

江西子一钱　杏仁三钱　橘红钱半　苡仁三钱　象贝母三钱　炙草六分　姜夏一钱　云苓四钱

此案仅初诊止血得效，其后各诊清肺、宣肺、平胃均不应，剧欬不止，终必再见血。吾谓不用补益之咎。

胡先生 面与舌无血色，已成血痹，唇与爪下血色未变，是肝脾之血未动。故尚能勉强维持行动，脉洪有力，心房已起代偿作用，险甚。

一月四日

大生地五钱　枸杞三钱　秦艽钱半　归身三钱　炒槐米四钱　天麻三钱　蒺藜三钱

失血成痹，痹者极度贫血也。其脉应细，反洪而有力，心房勉起兴奋以鼓血行，是之谓代偿作用。凡代偿作用皆危候，尤以心房之代偿为甚。

朱先生 脉虚软，全不应指，舌无血色，胁痛、气急、头眩、手足冷而有盗汗，呕清

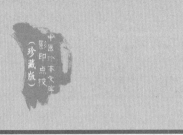

水，食入即吐。病虽由温补过当而来，现因失血过多，全无阳和之气，且肝阳盛于上，阴液涸于下，而中焦胃间独寒。藏气悉乱，不循常轨，温固碍于肝阳，凉则胃益不任。高年有此，洵属难治之候。现脉虽虚甚无火，然多量失血，乃大血管破裂，其发作是间歇性。脉虽无阳，亦不免再吐，再吐即脱矣。当以止血为先务。

一月廿四日

花蕊石三钱，煅　小蓟炭三钱　川连三分　茜根炭三钱　吴萸二分　猺桂心二分，冲　侧柏炭三钱　赤芍钱半　荷叶炭一角　童便一杯

张世兄　手脚麻，肌肤甲错，遍身瞆热，舌干绛毛刺，而无血色，脉洪大无力，脉之洪大，是无血起反应。肌肤甲错，手脚麻，遍身瞆燥，因荣枯之故。壮热从内发出，非从外烁，此后纵然留得生命，亦不免为血痹。衡量病情，委实在未可知之数，春分大节在迩，尤为险上加险。　二月十五日

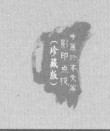

人参须钱半　天麦冬各三钱　白芍三钱　童便一杯　五胆墨汁半杯　西洋参钱半　细生地三钱　知母一钱　金斛三钱　归身钱半

此病荣阴涸竭，已至易子而食析骸而炊光景，益复吐血，脉又洪大，心房腺体燐质均起代偿作用，生命在俄顷间矣。

傅奶奶　吐血屡发且多，色脉平正，吐血虽倾盆盈碗，亦不觉苦，此肝逆也。从倒经治。　　　　三月十四日

赤芍三钱　鲜生地三钱　桑枝三钱　苁蓉三钱　杭菊钱半　猺桂二分　淮牛膝三钱　钩尖三钱　牡蛎三钱

凡妇人吐血，色脉无恙，审其月事愆期或经阻不行者，是谓月经之代偿。古书名倒经，肝阳上泛，肝气上逆所致。淮牛膝、赤芍所以降逆，钩尖、牡蛎所以镇潜肝阳，猺桂所以引火下行。若吐血甚者，加龙胆草尤良。

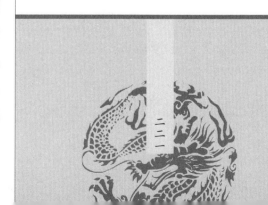

虚损门 遗精

钱先生 九月间曾吐血,现虽止,却患遗,或有梦,或无梦,面色较前略佳,仍嫌黄。左脉弦而无胃气,血与内分泌不足,心房起代偿作用。故脉如此,殊非细故。当及今治之,迟则无及。

十一月一日

人参须钱半　滁菊钱半　茯苓三钱　怀牛膝钱半　绵仲三钱　大生地三钱　丹皮一钱　泽泻八分　天麦冬各三钱　莲须钱半　炙萸肉四分　杏仁三钱　川贝三钱　胡桃夹膜一钱

遗精为吐血所忌,血止已两月,遗精尚不为大害。惟虚体贫血与内分泌不足,而脉弦,心房起代偿作用,则事态严重。可谓洞烛先机。

王先生 脉近乎乱,遍身振摇,并遗精,心、肝、肾三经俱病,病已五年,照例是慢性。然脉象却目前有危险,勉方试可乃已。

十月廿七日

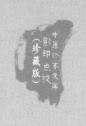

钩尖三钱　鲜生地五钱
天麻三钱　虎胫骨五钱,炙去髓　独活一钱　归身三钱　朱茯神三钱　秦艽钱半　缕金丹二分,入煎

脉数近乎乱,为心房病,遍身振摇为肝病,遗精为肾病,三者以心病为重险。而处方不以此为主疗,何也?缕金丹即蚕休,为镇静神经之药。

陈先生　色脉尚可,梦遗,凭药力止,其效有限。宜养心,最好扩大眼光。自命为豪杰,则病除。

　　　　　　十一月十一日
天冬三钱　炙黄肉六分
莲须钱半　秫米三钱　泽泻八分　细生地三钱　法夏钱半　胡桃夹膜一钱

其人必畏葸颓唐,或寒俭觳觫之流,不自振作,自以为有病。万念俱灰,由是神经衰弱无发陈蕃秀之气,勖其自命豪杰,亦心理疗法也。

周先生　神枯,脉弦无胃气,患遗精,欬嗽,心跳,病已入损途。不但难治,有险。

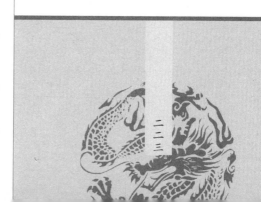

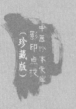

樂盦腎案 卷四

黃先生 見症是肺腎病，左脈略弦，此外別無何種壞象，是爲病尚淺之故，遺精目眴是虛。 十二月十七日

知母一錢　歸身三錢　硃茯神三錢　炒綿仲三錢　澤瀉八分　天冬三錢　白芍錢半　炙萸肉五分　菟絲子三錢　川貝三錢　杏仁三錢　炙桑皮錢半　炙紫苑（菀）一錢

張先生 脈舌尚平正，耳鳴心悸氣上逆遺精以上各症數年不愈病在腎虧補益實無多用處當以節慾及鍛鍊體魄爲先務。 一月十四日

炒綿仲三錢　蓯蓉三錢　枸杞三錢　蒺藜三錢　菟絲子三錢　蓮鬚錢半　知母一錢　天麻二錢

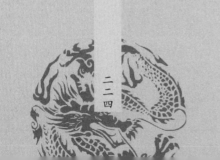

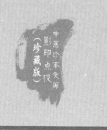

大生地三钱　天冬三钱　炙芪二钱　茯神三钱

林先生　精关不固，无梦而遗，其病根恐是用心太过之故。　　二月二日

制香附三钱　白芍钱半　煅龙骨三钱　茯神三钱　菟丝子三钱　天冬三钱　炙芪肉七分　泽泻一钱　炒绵仲三钱　牡蛎三钱　莲须钱半　胡桃夹膜钱半

无梦而遗精，乃神经衰弱，精关神经弛缓故也。此方平补止涩，而无强壮剂，似乎力量不够。

二诊　无梦而遗，药后差，须设法使运行，徒塞无益。　　二月十日

泽泻一钱　牡蛎三钱　姜夏钱半　天冬三钱　逍遥丸一钱，入煎　炙芪肉八分　莲须钱半　龙骨三钱　绵仲三钱　胡桃夹膜钱半

钱先生　左尺脉弦，矢燥，遗精胃不和所致。不寐亦因胃，镇降必不效。当虚其肠，肠虚，则胃和也。

二月十九日

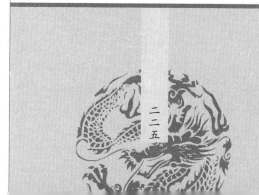

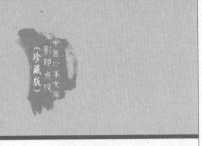

郁李仁二钱　枳实八分　秦艽钱半　炒防风八分　法夏钱半　柏子仁三钱　麻仁三钱　竹茹钱半　炒秫米三钱

此治遗精之另一法，治其主因。因矢燥不寐，责胃不和，思想活泼泼地。若执遗精成药以投之者，便见呆滞。

吴先生　遗精甚频，相火，食积，肾虚，均有之。因戒烟则益不能固摄，殊非细故。

炙萸肉六分　金樱子三钱　枳实八分　查（楂）炭三钱　胡桃夹膜钱半　炒绵仲三钱　炒栀皮一钱　天冬三钱　腹皮三钱　归身三钱

每晚用地骨皮一两煎汤，熏洗下部。

相火者，虚性与奋也。形质是虚，反见实象。其用地骨皮煎汤熏洗下部者，必其入阳事易举，有烟瘾者其人阴虚，戒烟之后更虚。而阳事反易举，是谓相火妄动。故其用药如此。

朱先生　指头冷，舌苔不匀，患遗，脉有歇止，手微颤，行动虽如常，病则甚深。若

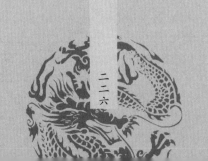

见欸便入窘途。　三月五日

人参须八分　归身三钱　炙草六分　天冬三钱　秫米三钱　炙萸肉六分　莲须钱半　木瓜三钱　姜夏一钱　天麻三钱

黄先生　能讲究摄生，无论何病皆易愈。遗精较肺病，毕竟易除。　三月六日

绵仲三钱　枳实一钱　炙萸肉六分　天冬三钱　胡桃夹层钱半　竹茹钱半　泽泻八分　法半夏一钱　莲须钱半

蔡先生　肝阳胆火悉数浮而不潜，复有遗精，病是上盛下虚。　三月十八日

滁菊花三钱　钩尖三钱　胆草二分　赤芍钱半　归身三钱　炙萸肉七分　泽泻七分　天冬三钱　枸杞三钱

肝阳胆火浮于上，在上必头浑、面赤，耳窍失听。在下必足胫冷，腰痠遗精，故云上盛下虚。胆草、钩尖、滁菊、赤芍所以降潜肝阳胆火之上燔，萸杞等所以补肾。

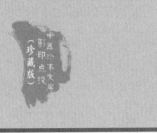

虚损门 瘰疬

吴奶奶 喉蛾、颈疬、乳疬并见,其虚已甚,病在肝肾,极难治,环境大有关系。

制香附钱半　归身三钱　大生地三钱　白芍一钱　橘白络一钱　茯神钱半　陈阿胶一钱　炙草六分　潞党参一钱　绵仲三钱　菟丝子三钱　瘰疬舒肝丸一钱

其人必家庭多故,悲伤气忍忧郁最不利此病,或者病原因此,故云环境大有关系。

二诊 瘰疬日见其大,自是肝王肾亏之候。然因肝病经不调,因之上盛下虚,而有积瘀,非于临月时行经不可。　　九月四日

大生地五钱　天冬三钱　炙姜身钱半　佛手一钱　蝼蛄一枚,炙研冲　制香附三钱　绵仲三钱　白归身三钱　菟丝三钱　川象贝各三钱

不但喉蛾颈疬乳疬,抑且月事不调,皆肝腺体一个系统病,从七情得之,补肾调肝自是不二法门。

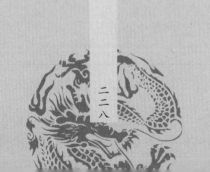

三诊 瘰疬之病源是腺，亦是痨之一种，难得药效，效则多服可除。 九月七日

人参须钱半 大生地三钱 菟丝子三钱 赤芍钱半 佛手钱半 制香附三钱 炙黄芪三钱 炒绵仲三钱 归身三钱 蝼蛄一枚，炙冲

张奶奶 颈有瘰疬，入夜发热，内热重，舌有炱苔，脉虚，病属损症，不易见效。

炒荆芥四分 杏仁三钱 白芍钱半 天麦冬各三钱 瘰疬内消丸钱半 炒绵仲三钱 归身三钱 炙草六分 菟丝子三钱

患瘰疬而入夜发热，已入损途

袁官官 年十七，尚未发育，有瘰疬六七年，虚甚濒于童痨，当补。

一月廿二日

炒绵仲三钱 淡苁蓉三钱 归身三钱 炙芪三钱 瘰疬内消丸钱半 菟丝子三钱 大生地四钱 枸杞三钱 姜夏钱半

瘰疬系慢性病，属结核性。其人缺乏碘质，宜海藻、昆布等富有碘质者治之。徒事补肾，尚不健全。

胡官官 右眼皮忽然下垂，目光无神，眸子黄而不黑，神色颇形不足，痰多涕多，此病发作于十四岁之冬。至其伏根当在襁褓时，乃腺体坏也。项间有结核，即是证据，难治。　二月五日

炒绵仲三钱　白芍钱半
橘络钱半　菟丝子三钱　蒸子术一钱　归身三钱　云苓三钱
瘰疬内消丸钱半

此大虚之候，更且大量缺乏维B之候也。若在今世治疗合宜用维B之补针，殊多宏效。若此方补益之力，实在不够。

张奶奶 脉弦无胃气，面色晦滞，患瘰疬年余，经阻不行，损症已成，难治。

归身三钱　大生地三钱
蒺藜三钱　赤芍二钱　姜夏一钱　天麻三钱　制香附三钱
知母一钱　绵仲三钱　枸杞三钱　生芪三钱　炒荆芥四分
瘰疬内消丸二钱

妇人上有瘰疬，下则月事不调，为通常兼有之病。盖其症结有肝腺体，肝腺病影响及于肾腺，于是内分泌不良，而面色晦滞，合宜肝肾补之。

汪先生 肺肾皆病，其瘰疬即是肺结核之症。何得云肺病渐差，不过饮食有味，寐安，为差强人意耳。

二月廿一日

炙芪三钱　知母一钱　菟丝子三钱　炙紫苑（菀）一钱　天麦冬各三钱　川贝三钱

杏仁三钱　北沙参钱半　炒绵仲三钱　瘰疬内消丸钱半

张先生 瘰疬为病，皆由虚损来。现在腰脚痠，遗精，不耐劳剧，皆损症，补之。

炒绵仲三钱　白芍钱半　莲须钱半　菟丝子三钱　金樱子三钱　川贝三钱　归身三钱　桑椹子三钱　炙黄芪钱半　蒺藜三钱　秦艽钱半　瘰疬内消丸钱半

瘰疬患者男子恒与遗精相偕，妇人则与月事不调相关，肝病者肾亦病，为显著之形能。

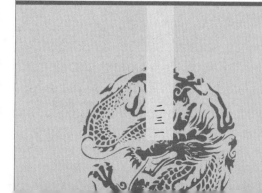

药盦医案卷五

武进恽铁樵著
子道周藏稿
受业江阴章巨膺注释

杂病门 风病

孙右 肝旺,血少,却无风象,亦不见虚象。惟就病症测之,则二者均有。殆是内风之最轻微者。

十月十三日

滁菊二钱 钩尖三钱 绵仲三钱 蒺藜三钱 炙黄芪二钱 桑芽三钱 归身三钱 赤芍钱半 防风八分 炙虎骨三钱

案不详证状,云就病证测之。虚而有风象,必有头晕目眩,或面见火色,脉或弦硬,表面无虚象。其实是代偿性,属虚。盖血少者,神经失养。反见肝旺有余之色脉,为假性的有余也。方药除归、芪、绵、芍外,皆清镇之品,有祛风、平肝、降低血压、弛缓神经等作用。

二诊　颊车不利，确是风病，胆火不潜，不能温补。
十月十五日

滁菊钱半　桑芽三钱　蒺藜三钱　秦艽钱半　赤芍钱半　钩尖三钱　川连三分　防风六分　独活五分　元参一钱　炙草五分　归身三钱　天麻三钱

肝阳不潜，胆火上燔，必苦头浑目花，颊车不利。尤其甚者，其血压必高，自宜清镇。云不能温补，必有进温补之议者，此病服参，必致目盲。处方丝丝不扣，必有良效。

李左　遍身麻，腿痠，左脉硬，肾亏精不足，血亦虚。因而有风意，当虚实兼顾。

归身三钱　炒绵仲三钱　秦艽钱半　菟丝三钱　回天丸半粒药，化服　枸杞三钱　大生地三钱　天麻三钱　蒺藜三钱

此中风前兆病候也。履霜坚冰，宜知凛戒，得药风除，肾亏血亏依然。根本已坏，虽取效一时，终必贻大风苛毒之祸。

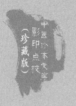

二诊 腰腿痠痛,脉嫌不藏,风虽除,血未复,肾亏依然,此当渐差。

十月十六日

天冬三钱 杭菊钱半 天麻三钱 菟丝子三钱 苁蓉三钱 绵仲三钱 归身三钱 赤芍钱半 大生地三钱 蒺藜三钱

彭左 脉虚,肾热,湿重风胜,肺肾并病,血分不清,神气不甚爽慧。因血少神经亦受影响,当煎丸并进,标本兼治。 十一月廿五日

归身三钱 麦冬三钱 天麻三钱 绵仲三钱 天冬三钱 蒺藜三钱 炙草六分 草薢钱半 枸杞三钱 制香附三钱

回天再造丸一粒,四分之一化服

湿重风胜句,包含痰浊频多,舌苔垢腻,骨节痠楚,肌肉瞤动,手足麻木等证候,从方药可知也。

二诊 面浮,脚肿,是藏气大虚所致。脉亦虚,虚而肿,本非细事,惟舌色则湿象已化。此亦差强人意之一节。 十一月廿六日

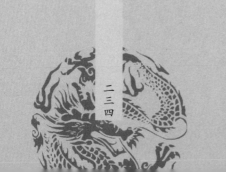

高丽参一钱　蒺藜三钱
菟丝子三钱　天冬三钱　姜半夏钱半　钩尖三钱　炒绵仲三钱　滁菊钱半

此人年事当在花甲以外，面浮脚肿，肾腺枯竭，根本隳败矣。虽舌苔湿象已化，强差人意。然登鬼箓之期，当不在远。

三诊　脉虚甚而数，面浮，脚肿，神气甚劣，病殊危险。其内风因虚甚，已不及治疗，勉强维持，能过春分，方有希望。十二月一日

天麦冬各三钱　川贝三钱
五味子三分　龟龄集二分
橘络钱半　人参须一钱，另煎冲

脉虚而数，心脏衰弱也。面浮脚肿，肾藏亦败也。春分当前，或无幸免，处方以生脉散合龟龄集，心肾并治，尽人事而已。龟龄集系山西秘药，性温，治老人脚肿良效。

四诊　病有转机，照例肺肾并亏，更有内风而见面浮脚肿，是不治之候。有此

现状，大是幸事。

　　　　　　　　十二月六日

　　五味子三分　杏仁三钱
川贝三钱　天麦冬各三钱　龟
龄集二分　川草薢钱半　橘络
钱半　归身三钱　人参须一
钱，另煎

　　前方并补心肾，的系良
剂。病见转机，毕竟因于药
力，其根本已颓败者，决不
能脱胎换骨。虽称庆一时，
乌足云大幸事。凡急性病势
暴者，拨乱反正而见转机，
形势遂定。若慢性病而机转
速者，反非佳朕。师何曾不
知，特称快一时语耳。

　　五诊　脉气不宽，有歇
止，舌略萎，肿未全除，形
神不足，虚甚。

　　　　　　　　十二月九日

　　天麦冬各三钱　杏仁三钱
炙草六分　人参须一钱，另
煎　川象贝各三钱　蒺藜三钱
归身三钱　炙桑皮钱半　龟
龄集二分　橘皮钱半　陈阿胶
钱半，蛤粉炒

　　六诊　脉气不宽，微而
无胃气，照此脉象，肿退尚
须时。　　　　十二月十五日

高丽参六分　炒乌药一钱
杏仁三钱　川象贝各三钱
天冬三钱　菟丝子三钱　炒绵仲三钱　蒺藜钱半　龟龄集二分

脉不宽而有歇止，心脏瓣膜坏矣。此病不死，先师是神医，此老是仙人。

自此无后文，必无好文章。纵得苟安一时节，立夏必不能过。

沈右　产后昏迷，目不能瞬，舌缩，呼吸不能自还，脉洪，病已一候以上。此从难产起，血苑于上，神经起变化。因失知觉，西医所诊断，与鄙见悉同。候色脉，病人旧有内风，血分不清，此即难产之所由来，亦即西医所谓肾病。但此与现在治疗无关。现在抽血补以盐水，毕竟已郁于脑之血，不能下，且神经变硬者，不复弛缓，则知识无由恢复。用苦降，倘体工能运药，可冀万一之效。

胆草四分　赤芍三钱　桃仁三钱　红花钱半　归身三钱
丹参一钱　参须二钱　独活六分　蒺藜三钱

凡病之重笃者，心、肺、脑证见其一，危险难治。见其二，便不可活。三者并见，则百无一生也。此病目不能瞬，视神经已无反应，脑证也。舌缩脉洪，心证也。呼吸不能自还，肺气垂绝，三者并见，尚望生机。正如大海捞针，诊断病原，是血苑于上，何以致血苑于上？殊费推敲。谓因旧有内风，血分不清，因此而致难产，因此而致血苑于上，理由殊不健全。

二诊 脉洪，较之昨日略多胃气，可以测知三五日内无事。两目皆斜，是脑病甚深之证。须加重药力，此病诚万险。但万一转机，亦只在二三日中。

乌犀尖四分　蒺藜三钱
胆草四分　淡竹沥二两，姜汁冲　炙鳖甲三钱　归身三钱
胆星钱半　安脑丸一粒　人参须钱半　独活一钱　桃仁三钱
赤白芍各钱半

明日可用回天丸换安脑丸。

前方以桃仁、红花、丹参、赤芍去瘀，主以胆草苦降，冀血瘀下行。凡瘀则发炎，故此方从前方加犀角、

合安脑丸,均以寒凉清脑炎也。明知病不可为,竭尽人工。

三诊 目光较前为活动,脉稍嫌忤指,痰多甚,呼吸为窒,当设法涤除,牙关紧,亦须以药力开之。当然仍在危险之中,就希望方面说,可谓已过峰险。

胆草五分 蝎尾三分,炙 姜夏二钱 炒僵蚕二钱 陈皮钱半 独活一钱 胆星三钱 竹沥二两,姜汁六滴 杏仁三钱 赤芍三钱 蒐蔾三钱 人参须一钱 归身四钱 桃仁三钱 防风一钱 回天丸一粒

另用皂角一寸,去皮弦子,炙全蝎炙两枚,元寸五厘,三味分研,后合研至极细。每用少许,指醮(蘸)擦牙龈,其颊车当能自然开关。

从此诊可知前之诊断治疗皆是也。云已过峰极,殆见目光较前为活动耳。此方主疗,在弛缓神经、养血、去瘀等着力。运化之机能衰竭,水饮之废料停潴,故合胆星、竹沥等以荡涤之。外治以开关散,

谋除牙关之痉强。

四诊 今日无进步，推究原因，是无推陈致新作用之故。宜涤肠，并宜改进粥汤，脉无变动，目光亦比较好些，汗太多。

十二月十日

人参须八分，另煎冲 煅龙骨三钱 独活八分 蒺藜三钱 炙蝎尾二分，研末冲 炙鳖甲三钱 归身三钱 牡蛎三钱 安脑丸一粒，药化服 炙虎骨三钱 姜夏钱半 白芍二钱 乌犀尖三分，先煎冲 龙胆草四分

上三句是治脑病之经验，投药效，一路渐好，则有希望。若乍好乍坏，便是顿挫，终竟死也。盖药治之原则有三：一所以助体工抗病力；二所以拨乱反正；三所以制强或以扶弱。假使因药而效，失药而病仍若，则体工无自力更生之机，即是无推陈致新之能，毕竟难于挽救也。

五诊 凡脑病有一个定危险期，过期便出险，在危险期中，不可有顿挫。前日无

进步，今日则不如前日甚远。舌缩、目斜、汗多均未减，且加甚，是最可虑，恐竟无脱险希望。　十二月十二日

大生地四钱　蒺藜三钱　杏仁三钱　赤白芍各钱半　淡竹沥一两，冲　独活一钱　蝎尾二分　川象贝各三钱　姜半夏钱半　归身三钱　牡蛎二钱　人参须五分

六诊　仍在险中，但危险已减少，知识虽略有，仍嫌太少，牙关亦尚紧。当令常有大便乃得，倘逐日得畅便，更三日或可出险。

　　十二月十六日

归身四钱　天麻三钱　炙蝎尾三分　大生地五钱　独活一钱　竹沥二两　蒺藜三钱　郁李仁三钱　安脑丸二粒　麻仁三钱　胆星钱半　杏仁三钱　柏子仁三钱　回天丸一粒　萎仁三钱，去油

七诊　今日脉好，神气亦较清，颇有希望，舌色尚无败象，或者立春能不加重。

倘立春不加重,其病且日退。

十二月十九日

朱茯神三钱　胆星钱半　龙胆草三分　归身三钱　炒乌药一钱　姜夏钱半　大生地四钱　秦艽钱半　炙苏子三钱　独活一钱　回天丸一粒

八诊　现脉象尚平正,目光亦尚活动,较之前次诊视时,并不见坏。舌苔厚,大便行,亦佳。危险期已过,搬动亦并未添病,只须静候开口,大约尚有半个月。

煨天麻三钱　蒺藜三钱　杏仁三钱　龙胆草四分　归身三钱　大生地五钱　独活一钱　姜夏钱半　郁李仁三钱　安脑丸一粒　生芪三钱　秦艽钱半　人参须一钱,另煎冲　回天丸一粒　川贝三钱　橘红钱半　炙乳没各三分,去油

此为一剂,每日挨匀时间,服完五剂后再诊。

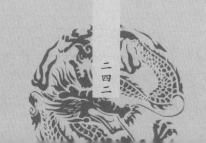

九诊　昨日病情有变动,其最著者是两目皆大,右目较甚,眸子比较高起,脉虽不坏,然不如前此之洪。是脉亦小有变动,舌已能伸出,其苔太松浮,是胃亦有病。详此之变,决然是立春节关系,右目高是风胜。

十二月廿六日

炙虎骨三钱　独活一钱　归身三钱　西洋参二钱　炙蝎尾二分　煨天麻三钱　胆草五分　姜夏钱半　炙僵蚕钱半　回天丸一粒　滁菊花钱半　白芍钱半　橘红钱半　郁李仁三钱

十诊　舌苔厚,脉沈,面有火色,溲太少,脉微溢出寸口,额上有汗,转矢气,予潜阳通便利溲。

一月八日

西洋参一钱　郁李仁三钱　柏子仁三钱　麻仁三钱　生石膏三钱　炙鳖甲三钱　滁菊二钱　胆章五分　安脑丸一粒　炒车前三钱　木通八分　牡蛎三钱

改方将八日原方去生石膏，加鲜生地五钱，西洋参加五分为钱半。

十一诊　舌苔青黑，发厚如毡，臂上肌肤起粟，此两事，纯属腺体变化，不定是凶象，汗腺起反应，至于坏死，故肤糙。然表层既坏，里层却有新者续生，此由色脉推测知之。新陈代谢一度既毕，则能言，但病实复杂，不止中风一症。开口之后，能否复元，或是仅仅维持现状，及春分时有无危险，现在尚难预言。

西洋参三钱，另煎　炙全蝎三分，去翅　䗪虫一个，炙　归身四钱　炙虎骨四钱，去髓　回天丸一粒药，化服　车前三钱，炒　天冬三钱　白花蛇一分，炙冲　人参须钱半，另煎冲　天麻三钱　胆草五分　鲜生地三钱　炙鳖甲三钱　独活八分　滁菊二钱

十二诊　肢凉颜额亦凉，环唇隐青，脉沈微已甚，希望已等于零。所以致此之由，是不得尿之故。急则治标，姑勉强化痰。　一月廿二日

人参须钱半，另煎　橘红钱半　姜夏钱半　木通一钱　五味子四分

病终竟不治，毕竟机能已败，岂仅不得溲而致此，此方等于无办法。

李左　类中，知寒不能言，右手不仁，面有火色，唇焦，液干，此少阳胆府为从火化者，衡量症情，尚在可愈之列。忌放血。

十一月十二日

鲜生地五钱　天麻三钱　竹沥二两，冲　川独活一钱　蝎尾二分，炙去毒，研末冲　归身三钱　秦艽钱半　滁菊钱半　回天丸一粒，化服

此证是脑充血，尚未至于出血也。就外证状着眼，以凉血稀血为主疗，疏风化痰，弛缓神经，亦皆着力。

二诊　脉洪大有力，血压太高，但不能言，溲少，大便不行，口臭，舌厚且白，神志尚清。然病情较昨为劣，得大便当有佳象。

十一月十三日

郁李仁三钱　滁菊六钱　天麻三钱　竹沥二两，冲

柏子仁三钱　虎骨三钱,炙麻仁三钱　川连三分　鲜生地六钱　枳实一钱　钗斛三钱　梨汁冲半杯

此药分六次,每次服隔一点钟。

三诊　今日脉较缓,亦较安适,尚不能言,亦尚无大便。下午若能维持现状,明后日可冀能发言。当以弛缓神经为先务。

十一月十四日

乌犀尖二分,磨冲　知母一钱　独活一钱　归身三钱　鲜生地六钱　炙蝎尾一分,去毒　天麻三钱　虎骨三钱　钗斛三钱

药分四次服,每次约隔两小时,仍用回天丸两粒。

四诊　脉已缓软,热度亦净,神气颇好,右手能动,均佳。惟大便不行,其积不在肠,并非无积,舌腻口臭,皆胃中有积证据。前方尚中肯,不必多更动,连服二三剂,当能发言。

十一月十五日

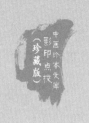

鲜生地五钱　秦艽三钱
天麻三钱　虎骨炙,三钱　当归龙荟丸二分,入煎　乌犀尖一分,磨冲　川贝三钱　知母一钱　枳实八分　回天丸一粒
炙蝎尾一分,研冲　羌活四分　钗斛三钱　梨汁一酒盅,冲

五诊　色脉神气都好,惟舌苔甚厚,眠食无恙,而不能发言。拟用调胃承气微荡之,其余理由详口说。

十一月十七日

回天丸一粒,化服　天麻三钱　细生地三钱　钗斛三钱　乌犀尖一分,磨冲　独活一钱　炙虎骨三钱　枳实八分　生锦纹四分,后下　腹皮三钱　白归身三钱　竹茹三钱

第二诊润肠不应,三四诊改以弛缓神经。五诊又欲攻下,病家疑刀枪紊乱,告以理由,既欲下仅生军四分,实嫌太轻,终不得大便,而取法灌肠致。有二十一日几致亡阳虚脱之祸。

六诊　神色较好,语言清楚,脉亦不鞭。惟胸闷痰多,吐不甚爽,舌色微黄。胃中

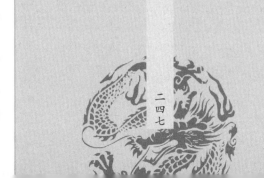

已热，温药可减。

十一月十七日

括蒌霜钱半　陈胆星一钱　独活一钱　竹沥二两，冲　回天再造丸一粒　制附片五分　姜半夏钱半　天麻三钱　桑枝五钱　归身三钱

前方无温药，兹案有附子，案言胃中已热。温药可减，殊不可解。

七诊　舌苔未化，口仍臭，脉平正，昨日灌肠，得粟粪，不多，不为不适当。据舌色宿积尚多，发热当是胜复，虽热并无危险，仍当用药攻下。不过不能过当，过分小心，亦不是事。

十一月十八日

秦艽钱半　逍遥丸一钱，入煎　鲜生地四钱　麻仁丸一钱，入煎　独活一钱　人参须另煎，钱半　钗石斛三钱

逍遥麻仁两丸相偕，仿大柴胡意，益以参须，仿黄龙汤意，还是过分小心。

八诊　神气较好，脉按之却鞭，此是大便不通之故。凡神经病府气不通，风药

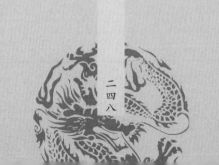

往往不能取效。体气本虚，又恐不任攻下，以故药力不能过骤。论病情，危险时期已过，兹拟方备明日大便后之用，并兼治糖尿症。

十一月十九日

西洋参三钱，另煎　知母一钱　川贝三钱　钩尖三钱，后下　生蛤壳一两，打　滁菊二钱　秦艽钱半　怀药三钱，炒　鲜生地五钱　独活一钱　钗斛三钱　回天丸一粒，化服

迭次用泻剂不肯重量，此案叙明理由欲以渐取效，攻下法除急下存阴，宜取紧急处置外，杂病自可稍缓，一剂不中，再行继进，较为稳健

九诊　脉象神气都好，惟舌苔不甚平正。昨日灌肠之后，但头汗出，致竟夜不得安寐。检查十九号方，不致如此，或者灌肠不如前次适当，头汗为藏气虚，拟略补之，发言不能多，亦是虚。

十一月廿一日

珍珠母三钱　川贝三钱　川椒五粒，去目，炒令汗　茯苓神各三钱

鲜生地四钱　秦艽三钱　蝎尾一分,炙研冲　橘白络各一钱

西洋参三钱　归身三钱　钩尖三钱,后下　回天丸一粒,化服

另服老山石斛,每日五分,用炭击煨六个钟点。

改方二十一日,加炙虎胫骨三钱,钗斛三钱,去川椒。

灌肠足以败脾阳,说详《临证笔记》张锦宏女案。

十诊　脉洪而数,口臭异常,其阳明经气与血本皆热化。又值天气恶热,是因热闷泛恶无疑,得辟瘟丹当佳。再与煎剂清热,或不致有变动。

薄荷一钱,后下　知母一钱　姜夏钱半　川连三分　鲜生地四钱　防风八分,炒　竹叶钱半　淡芩一钱　秦艽钱半　辟瘟丹半分,研碎化服

上案见阳气虚馁,此案胜复见热象,前后两方不相类。病有阴阳胜复之机在内,用药随机应变,庸手所不能办。

十一诊　色脉神气都好，舌苔黄厚，胃阳仍有宿积，肺部却无疾。不气急，不汗出，均为出险症象。

十一月廿八日

炙本蝎二分，去毒研冲　川贝三钱　枳实一钱　丝瓜络五钱　归身三钱　虎骨胶一钱，燉烊后下　腹皮三钱　查（楂）炭三钱　回天丸一粒　木瓜二钱　西洋参三钱，另煎冲　风斛三钱　天麻三钱　羌独活各八分

十二诊　下午忽然形寒发抖，脉数，热度增高，胸脘异常不适，顷候色脉，并无坏象。现在自觉头中不适，其不适处在颠顶，是因胃气上逆之故。何以忽然发抖，殊费推敲，就色脉论，知其无妨而已。　十一月廿九日

珍珠母三钱　白薇一钱　刺蒺藜钱半　嫩钩尖三钱，后下　桑枝三钱　括蒌霜钱半　天麻钱半　细生地三钱　辟瘟丹磨冲，半粒　川贝三钱

形寒发抖高热，顷刻之间，阴阳胜复，何以致此。后案云是瞑眩，因药力太骤，今有打葡萄糖针，亦恒

有此反应。

十三诊　今日神气脉象都好，舌苔未全化，较前为佳。寒热当不是疟，药力太骤，故见振栗。其实是瞑眩，右手较有力，未始非虎骨胶之功。为今之计，宁取稳着，取效以渐，庶不生枝节。

十一月卅日

鲜生地三钱　独活八分
天麻三钱　归身三钱　回天丸半粒，化服　云茯苓三钱　钗斛三钱　瓜蒌三钱　川贝三钱
竹沥一两，冲

十四诊　色脉平正，口臭，舌苔厚腻，胃中热甚。致口干而头昏，此与气候太热有关，病已无险，胃热必须清化。　十二月四日

生石膏三钱　淡竹叶三钱
秦艽钱半　知母一钱　西洋参钱半　郁李仁三钱　川贝三钱　梨汁一盅，冲　回天丸一粒　钗石斛三钱　归身三钱
薄荷一钱，后下

此案又于通便着想,因胃中热甚,参以竹叶石膏汤法。

十五诊 脉甚平正,神气亦较好,惟言语仍不甚清楚,胃热则已减少,大便非涤肠不下。可见内部热势仍盛,寒则洞泄,热则便闭。

十二月七日

西洋参二钱,另煎 郁李仁二钱 秦艽钱半 鲜生地四钱 麻仁三钱 回天丸一粒,化服 钗石斛三钱 枳实二钱 柏子仁三钱 天麻三钱

十六诊 脉甚好,手与腿痠痛,不但是病,亦有气候关系。现在即无风病之人,亦多患手脚痛者,面有风色,此最关紧要,非使渐除不可。

十二月十五日

生石膏一钱 丝瓜络五钱 川贝三钱 天麻三钱 炙乳香二分,去油 鲜生地五钱 朱茯神三钱 知母一钱 木瓜三钱 炙蝎尾二分,研冲 炙虎骨三钱 生梨汁一盏 怀膝钱半 加料回天丸半粒,化服

十七诊 色脉都好,面上风色亦除,仅手足尚痛,大分妥当,更二候可冀复元。

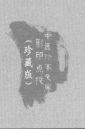

西洋参钱半,另煎　钗石斛三钱　天麻三钱　加料回天丸半粒　吉林参钱半,另煎　川贝母四钱　绵仲三钱　当归龙荟丸三钱　虎胫骨三钱,炙酥　丝瓜络钱半　知母一钱

得大便后去龙荟丸,人参减至八分。

十八诊　左手脉大,右脉缓软,尚不算坏。偏右作痛,当是冬至节候关系,面色舌色均甚正当,可以长方调理。

西洋参三钱,另煎　焦谷芽三钱　虎骨四钱,炙　钩尖三钱,后下　桑枝钱半　回天丸一粒,化服　钗石斛三钱　天麻三钱　人参五分,另煎

十九诊　神气脉象甚好,眠食均佳,惟右手不能举,多动则痛,臂上肌肉不削,可以复元。中风已告一段落,面上风色亦除,继此可以日臻健全。

西洋参二钱,另煎　天冬三钱　天麻三钱　绵仲三钱　滁菊钱半

回天丸一粒，化服　归身三钱　玉竹一钱　独活一钱　钩尖三钱，后下　菟丝子三钱　虎骨三钱　枸杞三钱　桑枝三钱　怀药三钱，炒　细生地三钱　小活络丹一粒，四分之一化服

此病极尽曲折波搓之致，攻补温凉，视病机之转换，随宜施投，节节应变，是非才识高妙，不克治此。夫岂以药试病，冀求幸中者哉。

杂病门 神经病

徐左 气急，心悸，神色不甚安详，是神经病，不在脑而在心。因受挫折而病，固当病交感神经。

一月十七日

佐金丸四分，吞 细生地三钱 钩尖三钱 朱茯神三钱 西洋参一钱 珍珠母三钱 桑枝四钱 至宝丹一粒，三分之一

此种气急，不是病肺，亦非肾不纳气，与心悸相偕，属心藏性。

胡先生 神气不爽慧，有时神经错乱，脉平正，病不在心房之故。大便不燥，则非藏燥症，脉滑，亦非神经过敏症，病在大脑，却难治。

二月五日

犀角四分 沉香二分 胆草五分 姜夏一钱 陈胆星二钱 归身三钱 天冬三钱 麦冬三钱 蒺藜三钱 大生地五钱

右为合丸，每早、晚服五分，茯神一钱煎汤下。

病在脑，不在心，是诊断扼要语。若时医当此，便以为浊痰蒙闭心胞，摇笔即是牛黄丸、至宝丹也。

王孩　色脉尚无他，厥不可常发，常发即成痫，须止之。　　　二月十八日

鲜生地三钱　滁菊二钱　钩尖三钱　川贝三钱　桑芽三钱　回天丸半粒　蒺藜三钱　杏仁三钱　赤芍钱半　归身三钱

毕先生　痫为诸种脑病中最不易治之症，因不但神经病，并关系本元。

赤芍钱半　胆草二分　归身三钱　大生地三钱　橘红钱半　胆星一钱　杏仁三钱

痫证关系本元，一语中的，数值此病，以补益为主。合弛缓神经化除痰浊之法，久而获效，此方则补益之力太轻。

金先生　手颤，指头凉，心跳，头晕，气急，病在肝。若发热便成脑症，是有危险。不可忽视，然杂药乱投，险乃益甚。　　　二月廿一日

独活八分　秦艽钱半　蒺藜三钱　嫩钩尖三钱　炙草六分　赤芍钱半　淡芩八分　青陈皮各一钱

据所述证状，纯是神经方面病，肝主神经，故云病在肝。

吕先生　舌有垢苔，脉有歇止，头眩，心跳，脘闷，泛恶气促，病起于外感，误补。迄今年余竟不得愈。按脉象是心肌神经病，所以气喘，以内部痉挛，阅时已久，成痼疾，无多把握。

三月廿二日

乌犀尖分半　郁李仁三钱　柏子仁二钱　蝎尾一分　龙胆草分半　人参须八分

外感误补，何至为害于心藏。如此病候，必有甚深来历，是亦心藏性气喘，非气管痉挛也。

恽右　一言再三说，谓之郑声，虚故也。目光异常，肌肉锐瘠，夜不能寐，小溲多而色粉红，两脚不良于行，且举止不安详，仿佛坐立无一而可，谓为心慌。诚然，然脉歇止甚少，视寻常心肌神经病，其重倍蓰，委实形神已离，冬至可虑。

人参须一钱　天麦冬各三钱　元参一钱　逍遥丸一钱　归身三钱　煨龙齿三钱　生熟地各三钱　枣仁三钱　珍珠母三钱　茯神三钱

另川连、犀角、猺桂各一分，研丸吞。

此非伤寒热病，一言再三说，谓之郑声，恐不切当。合之其他诸证，真是俗所谓神经病，有类于西籍之歇私的里，神经系官能病也。

方先生　因跌伤脚，因伤即见谵语如狂等脑症，此非肝阳，乃神经关系。所谓病在上取之于下，谵语之来源乃脚痛为之也。不寐多痰，其原因神经病痉挛不能调节血行所致。暂时胃纳虽无恙，然不能维持现状至于长久。有断然者，脉弛缓，肢凉并不发热，亦并无热象，温凉均之不妥，以无寒证或热证。温凉两方推求，岂非无的放矢，法当弛缓神经，以安神志，更事定痛，然后徐

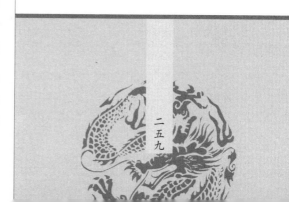

议其他。若专事化痰,犹是头痛医头,无当要领。

七厘散一分,冲　归身三钱　秦艽钱半　炙草六分　木瓜三钱　生乳香三分　赤芍三钱　天麻钱半　怀膝三钱　蒺藜三钱

外治方　羌独活各三钱　荆防各三钱　秦艽三钱　炙乳没各钱半　艾叶五钱　桂枝三钱

右药研末缚伤处,外以热水袋熨之。

此即破伤风证,跌伤在脚,而病在脑,说详《论医集》医学平议篇。

姚奶奶　目光无神,面黄,脉软,常晕厥,其状如痫。此虽愈,其原因是肝虚。

当归三钱　钩尖三钱　滁菊钱半　金铃肉炒,八分　猪胆汁五滴　天麻三钱　蒺藜三钱　白芍三钱　生熟地各三钱　回天丸一粒

此病恐非单纯痫疾,抑且脑贫血,其晕厥突发,状如脱绝,亟亟使平卧。俾血液平衡至脑,俄顷即恢

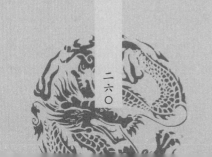

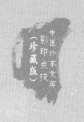

复。至若痫疾之发作，主证四肢抽搐，口吐涎沫，历次案语，既不详证状，一路认为痫疾。其治或则补气血，或则凉血，或则弛缓神经，或又祛风，或又化瘀。主疗在心在肝，各案不详证状，如读残碑，殊难索摸。其用药之主旨，实际得效，恐在于补益之力。

二诊 面色转，脉缓和，舌光红，色脉不为坏。近来未发痫，然觉皮肤紧，心中不适，或与气候有关，均未可知。 十月十二日

炙鳖甲三钱 细生地三钱 归身三钱 刺蒺藜三钱 高丽参一钱 煨天麻三钱 胆草三分 回天丸半粒

三诊 面色较前为黄，脉亦较虚，失知觉，一二分钟即发痫，药力甚悍，犹且如此，委实难治。

十月十九日

天麻三钱 蒺藜三钱 嫩钩尖三钱 独活八分 高丽参八分 胆草三钱 蚤休三分 炙鳖甲三钱 归身三钱 回天九一粒

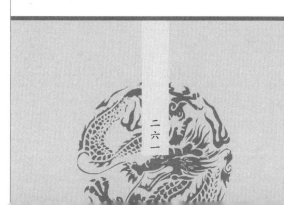

四诊　神气较前两日为佳，仍嫌面色黄，眸子太黑，痫虽不发，根株未除。

高丽参一钱　独活八分
归身三钱　蚤休三分，切入煎
大生地三钱　炙鳖甲三钱
胆草三分　滁菊二钱　蝎尾三分，炙研冲　穿山甲一片，炙透　回天丸半粒　天麻三钱　枸杞三钱　金匮肾气丸钱半

五诊　昨又发痫，据说因拂逆，其实天时人事均有关系，病根总难除。

炙鳖甲三钱　龟板三钱
牡蛎三钱　穿山甲一片　大生地三钱　龙胆草四分　赤芍三钱　归身三钱　高丽参一钱　乌犀角二分

另猪心一个，飞辰砂三钱，蚤休五分研，将猪心剖开，洗净入药末，用线扎，蒸三次，杵碎和丸，每丸如梧桐子大，每服十粒，开水下。

六诊　论色脉，病差过半，本属痼疾，有此成绩，已属幸事。现在虚象颇著，可补。

乌犀尖二分，镑细冲　炙芪三钱　绵仲三钱　白归身三钱　大生地四钱

金狗脊三钱,去毛炙　滁菊钱半　赤芍三钱　炙龟板三钱　菟丝子三钱　回天丸半粒,药化服　枸杞三钱　胆草三分　炙鳖甲三钱

七诊　十一月十五日

九节菖蒲七分　蚤休七分　茯神三钱　犀角三分,镑细炙　远志七分　飞辰砂一钱

右药研极细,入猪心,蒸三次,捣烂,加入犀角粉,作丸如绿豆大。每日服五至七丸。

八诊　十二月三日

飞辰砂二钱　蚤休二钱　虻虫一个　蝎尾两条　䗪虫一个(以上三药皆炙去翅足)。

右药研末,用猪心一个,剖开入药末,缝好扎紧,蒸三次,捣烂,加入犀角粉三分,作丸如绿豆大。每服五至七丸,早晚各一次。参须钱半,煎汤下。

此人久服八诊丸剂,病渐愈,阅时半载,病不发,其后不知。

杂病门 胃病

郁先生 胃胀痛,舌有寒象,因胃无弹力,故胀。

一月九日

高丽参八分 厚朴三分 青陈皮各一钱 枳实八分 制香附三钱 竹茹钱半 姜半夏一钱

胃无弹力者,胃神经衰弱也。西籍有胃弛缓证,又名胃无力证。胃中常有膨满之感,同时有嗳气恶心等。此案不详证状,仅云舌有寒象,以所用药剂观之,比拟于胃弛缓证,当不在远。

二诊 脉舌均有胃气,是药效也。补后得泻,旋渐止,为佳象。因是脾胃有权之故。

一月十五日

高丽参八分 茯神三钱 小朴三钱 姜半夏一钱 制香附三钱 木香一钱 砂仁八分 青陈皮各一钱

三诊 旧有胃病,现在脘痛而胀,仍是胃无弹力。

一月廿四日

灸乳香三分　制香附三钱　灸草六分　川椒七粒,炒　姜夏一钱　佐金丸四分　潞党参八分　云苓二钱　砂仁六分,研

陈先生 肝胃为病，是亦伏根于平日，发作于春时者，干呕，责其胃寒。

制香附三钱　姜夏钱半　竹茹钱半　青陈皮各钱半　佐金丸四分　枳实八分　砂仁八分

伏根于平日，指环境不良，遭遇拂逆，神经过敏而肝旺，消化不良而胃弱。春时肝主令，戕土则干呕。云责其胃寒，不如云法当平肝。

印先生 舌苔粗而不糙，病在胃，故脘闷气逆而噫，色脉尚无他。　一月十八日

枳实一钱　川连三分　木香一钱　灸苏子三钱　灸草六分　竹茹钱半　淡苓八分　制香附三钱　云苓四钱　小朴三分　杏仁三钱

气逆脘闷而噫，案不详病由，或因伤食而致，果尔胃炎之候也。

沈先生 呕酸多年不愈，是厥阴，亦是胃病，其脐下动悸，是聚水。 二月二日

茯苓五钱 竹茹钱半 乌梅丸四分 橘皮钱半 法夏钱半

此胃酸过多证，胃病之属气化方面之疾，着厥阴字反费解。脐下动悸是聚水，为另一件事。

郭先生 舌苔抽心，其抽心处绛且干，脉则滑实，体格肥盛，异乎寻常。病情虚实互见，痛是气窒，不属肺而属肝，痰虽多，阴分甚亏。劫夺之剂不适用，当理气。 二月十二日

制香附三钱 赤芍二钱 杏仁三钱 茯神三钱 橘白络各钱半 元参钱半 乳香三分 归身三钱 炙苏子三钱 麦冬三钱 指迷茯苓丸钱半

舌抽心者，舌有苔而中心有条如界线划分，舌底显现，往往绛干，此为阴亏而又有肝胃病之苔。其

赵左 胃失弹力，故不消化，与寒温无关，故虽大剂辛温不效，且多药则成药盎，只须仲景人参厚朴半夏生姜汤足矣。 二月十二日

高丽参一钱　姜半夏一钱
佐金丸四分　小朴四分　老姜一大片

人参健胃之剂，振起胃神经与夺，或以人参专主补者陋矣。

顾先生 肝气为患，交感神经痉挛，故痛作时觉气急。 三月一日

制香附三钱　生乳香四分
天冬三钱　蒺藜三钱　天麻三钱　大生地四钱　佐金丸四分　茯神三钱　归身三钱　赤芍三钱

普通所谓肝气，属于精神之刺激，能影响交感神经而致心搏增多，血行循环加速，于是呼吸亦促，故痛作时觉气急。

二诊 脉总少胃气，痛略差，却有气向上逆。 三月六日

张左 病源在胃，痛处皆肝之部位，西药不能根除，多服则疲，不但不效，且有流弊。 三月十六日

川连三分 桂枝三分 制香附三钱 青陈皮各一钱 干姜三分 法夏钱半 生乳香四分

煨天麻三钱 逍遥丸一钱 滁菊三钱 蒺藜三钱 大生地五钱 炙鳖甲钱半 独活四分 归身四钱 生乳香三分 制香附三钱 茯神三钱 赤芍二钱

今通常患胃痛病者奇多，恒服成药，如小苏打胃镴钙铋镁等类，或有麻醉性者，虽暂能取效，久服则疲。

薛太太 进食辄呕而背胀，因胃中无液，舌色干绛，是其证也。脉平，脚麻木略减，宜专重营养。

三月十三日

钗石斛三钱　橘络钱半
归身三钱　天麻三钱　虎胫骨
三钱　细生地三钱　知母一钱
钩尖三钱　元参一钱

　　此胃阴涸竭，胃病之又一种，必有甚久之病历，必因忧郁或悲哀所致。

　　二诊　舌中心干，脉寸大尺小，肝阳上逆，胃中无液，致不能纳饮食，却非细故。

西洋参钱半　橘白钱半
钩尖三钱　佐金丸三分　霍石斛五分　知母一钱　天冬三钱

　　尤右　饥不能食，呕吐酸水，病在肝，环唇青色，食后腹胀，病有脾、肝、脾皆虚。

制香附三钱　炒白芍钱半
川连三分　法夏钱半　乌梅丸六分　木香八分　砂仁八分

　　饥不能食，呕吐酸水，病实在胃，而云病在肝者，言其病源，云环唇色青，食后腹胀，肝脾皆虚等语，随笔所至，皆非定论。要之消化机能之疾患耳。

杂病门　噎膈

张左　面黄而暗,鸠尾间有一个块如骨,食物不能下,夜寐仅两三时,病膈亦贫血难治。　十一月廿日

归身三钱　蒺藜三钱　郁金一钱,切　制香附三钱　茵陈三钱　赤芍钱半　另用天竹枝削筷常用。

噎膈大证,现代所谓食管痉挛狭窄或扩张或胃癌等证。此病当是胃癌,不可治。

唐左　食不能入,心懵,胸脘如格,却不呕,是膈而不噎,脉舌无恙,面色甚劣,大非轻症。　十二月十日

制香附三钱　川连三分　姜半夏一钱　茯神三钱　人参须八分　吴萸三分　炒枳壳八分　砂仁六分

此食管痉挛狭窄证,方未必有验。拟以地龙弛缓神经,或有效,有参赭培气汤治噎膈,取赭石镇坠

非法。

胡右　食后须臾吐出，食物不化是噎膈，胃寒故也。病已三年，右脉气尚未败，可冀有效。　　三月九日

桂枝四分　炮姜炭三分　姜夏钱半　朱茯神三钱　川连三分　制香附三钱　炙草六分　青陈皮各一钱

食已须臾吐出，是胃寒也。病三年，已成痼疾，则不仅胃寒，当是食管痉挛狭窄之噎膈大证也。

二诊　呕吐已止，食物尚感不适，脉平，舌润，毕竟寒多于热。　　三月十二日

桂枝三分　制香附三钱　姜夏钱半　朱茯神三钱　川连三分　炮姜炭三分　吴萸三分　老生姜一片

三诊　病已差，而自虑再发，鄙意再发恐是另一种病。若此可冀不发。

佐金丸四分　归身三钱　砂仁七分　人参须七分

制香附三钱　法夏钱半　生姜一片　青陈皮各一钱

两方宗喻嘉言进退黄连法，证偏于寒，故热药为多。数剂而愈三年痼疾，信是胃寒而已。恐不足云噎膈大证。

张左 反胃为格症，尚不难治，有内风当然较难。尤劣者，在尺脉不伏，照例胃逆，当寸盛。今脉证相反，故知必喘。此关本元，不易愈。　　十一月七日

川连三分　枳实一钱　绵仲三钱　蛤蚧尾四分，炙研　姜夏一钱　竹茹钱半　橘皮钱半　归身三钱

格证本是胃神经痉挛之疾，有内风者，其神经益硬化不弛缓，故治疗较难。病在上，寸脉应之，今反盛在尺，肾气不潜蛰，更不能摄纳。故知必喘，关系本元。连、夏、茹、橘，降胃气之上逆。绵仲以补肾，蛤蚧尾有弛缓神经，摄纳肾气之效。凡肾虚而喘者用之。

二诊 呕吐已止，尺脉仍不伏，且腹胀，盗汗，肾亏已甚。现在尚未能治本元病。

桂枝三分　姜夏一钱　枳实八分　川贝三钱　牡蛎三钱　川连三钱　炙草六分　竹茹钱半　白芍钱半　秦艽钱半

三诊　背瘘，尺脉不伏，肌肉瞤动，是最重证。食胀，盗汗，则因肾病及内风而有。

天麻三钱　秦艽钱半　防风八分　菟丝子三钱　白归身三钱　蒺藜三钱　独活六分　泽泻八分　炒绵仲三钱　大生地三钱　牡蛎三钱　白芍钱半　橘皮钱半　浮小麦五钱

四诊　诸恙悉差减，尺脉仍不伏，面上风色亦未见退，为途尚远，不过已有办法，迟早总可愈。

十一月十六日

天麻三钱　秦艽钱半　大生地三钱　生白芍三钱　天冬三钱　蒺藜三钱　独活六分　浮小麦三钱　炒绵仲三钱　橘红钱半　杏仁三钱　菟丝子三钱　川象贝各三钱

杂病门　脚气

董先生　气急，脚肿，脉鞭内风重，湿亦重，血分不清，痼疾难治，肿是脚气，气急为猝病，当急治之。

槟榔八分　防己三钱　枳实八分　吴萸六分　归身三钱　苏梗一钱　木瓜三钱　姜夏钱半　橘叶三钱

此脚气冲心之候也。故气急，气急最忌脉鞭。曰内风，曰血分不清，均非当时所急。当用附子鸡鸣散，兹不用附何也？

翟先生　先脚肿，嗣遍身肿，麻木，胸脘闷而吐血，舌痹，是脚气已经攻心，毒溃之候，亡羊补牢，为时已晚，奈何。　八月廿四日

海南子八分　吴萸三分　木瓜三钱　橘叶三钱　老苏梗一钱　赤芍三钱　秦艽钱半　杏仁三钱

白归身三钱　泽泻八分　茜根三钱　黑丑头末炒，四分

王先生　湿从下受，由脚气变为水肿，脉动而涩，有大危险，难治。

九月二日

归身三钱　苡仁四钱　防己三钱　赤猪苓各三钱　木瓜三钱　橘叶三钱　茜根三钱　黑白牵牛头末炒，各三分

上两案皆湿从下受，上脚气变为水肿也。心藏衰弱，肾阳颓败，行水不利水，毒聚而为患，大危险之候。

尤先生　脚气疾经两月，日渐以重，两足重滞，恶食不欲食，大便结，舌润，脉软，宜附子鸡鸣散。

三月十二日

制附块钱半　槟榔一钱　防己三钱　赤小豆一两　吴茱萸六分　橘叶钱半　苡仁四钱　赤白苓各三钱

二诊　得附子鸡鸣散，虽未见效，病势却不进行，大便结以蓖麻油通之，徒取

快一时耳。　　三月十八日

　　制附块二钱　吴萸六分　海南子切一钱　橘叶钱半　赤豆一两　炒苡仁四钱　防己三钱　赤白苓各三钱　砂仁八分

　　三诊　脚气病不见病进，便是有向愈之机，况胃纳较佳，大便自行，膝盖处肿退，更是大效。　　三月廿六日

　　制附块钱半　木通八分　吴萸六分　云苓三钱　赤豆一两　焦茅术六分　防己三钱　橘叶钱半　槟榔八分

　　此案是脚气疾正候，亦正轨之治疗。此病往往消化障碍，便秘，徒事开胃通便非其治也。附子鸡鸣散强心化湿利水，自是正轨药治。现代谓缺乏维他命B而起，赤豆富于维B之谷也。中土药治往往暗合科学者类此。

　　徐先生　遍身肿胀，呼吸甚促，肿已十余日。据说先从脚背肿起，昨日起，增形

寒发热，有微汗，溲少，此属湿从下受。为急性脚气，遍身肿，则有转属水肿之倾向。泛恶为脚气攻心，危候也。脉洪滑异常，当以散论。

十一月廿四日

吴萸三分　槟榔六分　杏仁三钱　炒车前二钱　茄根三钱，去心　松节二个　木通一钱　橘叶三钱　炙苏子三钱　荆防各一钱

脚气疾为湿从下受，大量缺乏维他命B，此病发肿，所谓湿性脚气。呼吸甚促，而又泛恶，的是脚气冲心。此病易引起心悸亢进，心藏衰弱，其脉多频数，今脉洪滑，定必散弱。故曰当以散论。寒热为另一件事，不涉本病。又此病药治之功效，不如移地疗养为佳。患者迁居高亢之地，或回返原籍，不逾旬便能自愈，以故此类案甚少。

二诊　肿略退，未净除，泛恶寒，热喉痛则已差。从脚气疾治不误，仍之。

吴萸三分　槟榔六分　归身三钱　杏仁三钱　象川贝各三钱　防己三钱　松节二个　橘叶三钱　茄根三钱　赤白苓各三钱

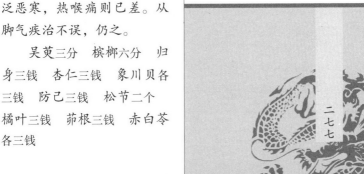

杂病门 水肿

郁左 面色晦滞并肿,脚亦肿,脉洪大而无胃气,且有歇止。以色脉测之,行且成肿胀,现在之欬嗽气急,乃肿胀之前驱,手脚更迭为肿,乃四维相代,本是阳虚已甚之候。故耐温不耐寒。

一月廿二日

云苓三钱　炙苏子三钱　款冬炙,一钱　猺桂心二分,饭丸吞　杏仁三钱　炒乌药一钱　车前炒,三钱　蛤蚧尾六分,冲

经云:四维相代,阳气乃竭,手肿脚不肿,脚肿手不肿,更迭交互作肿,是谓四维相代。其人年事必在花甲上下,心肾俱败,去死不远矣。

项奶奶 先脚肿,次及腹部,旋至胸部,旋遍身漫肿。此病前一步是脚气,现在是水肿,脚气攻心,心不受邪,转属水肿,生命危险,能否挽救,在不可知之数。勉方冀幸万一,舌有热象,不可温。　　二月八日

槟榔六分　泽泻一钱　炒车前三钱　灶心土一两,代水

归身三钱　赤苓三钱　黑白牵牛头末各四分

脚气攻心,心藏衰弱,血行循环失序,因而淋巴吸收分泌皆坏变。因而聚水为病,已成一往不返之局,不可为也。

二诊　溲较多,肿较退,脉亦自,可自是佳象。惟四肢均冷,肿退未及半,而面色带枯。舌有热象,却不能一味利水。　二月十日

归身三钱　腹皮三钱　炙苏子钱半　灶心土一两,煎汤代水　泽泻八分　云苓三钱　杏仁三钱　黑白牵牛头末炒,各四分

另丸药方　红芽大戟一钱　橘叶钱半　槟榔五分　木瓜二钱　炒黄芫花一钱　苏梗一钱　甘遂一分,米泔浸去黑水

各药如法制过,研末筛过,用大红枣二十个去皮核,同药末捣数百杵,即用枣汤和丸如菜子大。

每早晚服七粒，开水下。

三诊　肿未退，面部及手较退，腹部及脚加甚。脉无虚象，二便日行数次，此药力未及彀之故。

二月十四日

槟榔　六分　　木瓜　三钱　　松节　四分　　大生地　四钱　　苏梗　一钱　　归身　三钱　　茜根　三钱　　炒车前　三钱　　木通　八分　　赤苓　三钱　　黑白牵牛头末各四分

面部肿，手肿较退，腹部及脚肿加甚，是水势下趋也。二便日行数次，水毒有去路也。情况实良，或能挽救，然大难未靖，前途荆棘正多。此后无文章，或生或死，未可知也。

虞左　气喘不能寐，不能平卧，脚肿，脉数，舌润，溲短，面尘。先脚肿后气喘为脚气攻心，先气喘后脚肿为肺不行水。治脚气当补火生土以制水，肺不行水，却须利水，辛温发表，非其治，故不瘥。　　二月十五日

杏仁三钱　归身三钱　炒乌药一钱　吴萸四分　黑白牵牛头末各四分，炒　橘叶三钱　木瓜三钱　炙苏子三钱　茚根三钱

此案发一段议论，毕竟气喘脚肿孰先，案未详明。以所用之药观之，意在利水，脚肿当是后起证。其人年事必在六十以外，肺肾俱败者。

二诊　肿在上者，当开鬼门。在下者，当洁净府。今药后虽略差，溲不利，则肿不退，再通之。

二月十六日

炒乌药一钱　杏仁三钱　木瓜三钱　橘叶三钱　炙苏子三钱　茚根三钱　车前三钱　梗通八分

聚水为肿，古人治法分两大法门：一则发汗，名曰开鬼门；一则利水，名曰洁净府。此案两方皆取洁净府法，前方用黑白丑头，溲未得通利，曰药后虽略差，恐未必然。此方失之太轻，定必无验。

朱太太　脉鞭气促，鼻扇，肺不行水，水肿见证毕具。法当下，若虚象见，则当补

益。但此病难治，例无十全，勉拟重剂，如十枣大陷胸法。

一月十九日

甘遂二分，研　大戟钱半　陈皮钱半　赤猪苓各三钱　甜葶苈七分，隔纸炒黄　芫花钱半，炒　归身三钱　姜夏钱半　地肤子炒，一钱

水肿证而上见气急鼻扇，其水势泛滥上及胸脘，肺失肃降之令。关键在水，病急则单刀直入。甘遂、大戟、芫花逐水峻剂，益之以葶苈，有病病当之，正不嫌其猛悍。时师于急性肺炎之气急鼻扇辄用葶苈泻肺，是望文生义。师用之于此等候，本仲圣十枣汤法，读者注意。

二诊　皮下聚水，病势已入危境，前药能受，法当继进。脉象舌色均见热象，不适即因此，勉拟再攻。

一月廿四日

红芽大戟钱半　杏仁三钱　甘遂二分，研打后下　地肤子炒，一钱　大红枣十枚　炒黄芫花钱半　木通八分　葶苈八分，隔纸炒黄　赤猪苓各三钱

此药用黄土二三斤先煎汤，澄清去滓，入药煎极浓，去渣，入大红枣十枚，煎数十百沸，入甘遂末。

益但此病難治例無十全勉擬重劑如十棗大陷胸法。　一月十九日

甘遂　二分研　大戟　錢半　陳皮　錢半　赤豬苓　各三錢　甜葶藶　七分隔紙炒黃　芫花　錢半炒　歸身　三錢　薑夏　錢半　地膚子　炒一錢

水腫澄而上見氣急鼻扇其水勢泛濫上及胸脘肺失肅降之令關鍵在水病急則單刀直入甘遂大戟芫花逐水峻劑益之以葶藶有病病當之正不嫌其猛悍時師於急性肺炎之氣急鼻扇輒用葶藶瀉肺是望文生義師用之於此等病候本仲聖十棗湯法讀者注意。

二診　皮下聚水病勢已入危境前藥能受法當繼進脈象舌色均見熱象不適即因此勉擬再攻。　一月廿四日

紅芽大戟　錢半　杏仁　三錢　甘遂　二分研打後下　地膚子　炒一錢　大紅棗　十枚　炒黃芫花　錢半　木通　八分　葶藶　八分隔紙炒黃　赤豬苓　各三錢

此藥用黃土二三斤先煎湯澄清去滓入藥煎極濃去渣入大紅棗十枚煎數十百沸入甘遂末。

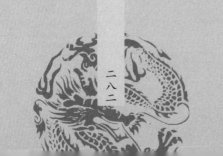

连枣肉频服。

进药不适，当是瞑眩，脉舌均见热象当是反应，如此大剂，例当有此。

三诊　脉已软，略见虚象，前药碍难继进，舌色甚绛，真武制水，亦在可商之例，拟养血为主。

一月廿六日

归身四钱　炙草六分　云猪苓各三钱　木通八分　土炒白术钱半　杏仁三钱　白芍三钱　炙苏子三钱　姜夏钱半

水肿病本当一日攻之，二日补之，前两剂峻攻之后，必有水下趋从二便出。案虽未言，读者当自知，自宜休兵一日，改用补法，治疗全合古法。

四诊　腹已软，肿亦渐消，尚余十之一二，舌剥，溲多，病有转机。最好者，气已不急，惟脉尚嫌硬。此层未可乐观，拟大剂真武以善其后。　二月五日

制附块二钱　杏仁四钱　姜夏二钱　焦白术二钱

淡吴萸一钱　苡仁四钱　云苓六钱　灶心土二两，先煎

肿大减，尚余十之一二，得力于攻剂，非获效于补益。溲多气平，是病有机转，真武亦利水剂也。特温肾培脾，视十枣为平善。

五诊　肿退未净除，尚余十之一二。虚甚再攻已不能胜，而病根尚在。丸仍须继服，一面补益，肿退净尽，丸乃可除。　二月九日

制附块一钱　焦白术一钱，土炒　归身三钱　云猪苓各三钱　炒枣仁三钱　大生地三钱，土炒　吴萸六分　海南子七分，切　光杏仁四钱　潞党参一钱，土炒　姜夏钱半

正气虚惫，水毒未净，此后进入带补带泻，双管齐下。所云丸仍须继服，丸指第二诊所处之方。

六诊　虚甚，亦热甚，肿退净，脉未软，丸须继服，转是辛温不能继进为难。

焦白术二钱，土炒　归身三钱　陈皮钱半　杏仁三钱

海南子八分,切　姜夏钱半
远志七分,炙去骨

曰热甚,曰辛温不能继进为难。盖水肿证为脾肾之阳败,例当辛温之附萸等。有热故辛温难进,意者热甚是生活机能振奋,亦胜复之理。

七诊　病已退,虚甚非补不可,拟生料归脾丸。

二月廿五日

潞党参钱半　炙草八分　焦白术钱半　木香六分　炙黄芪二钱　龙眼肉十粒　云苓三钱　姜半夏钱半　陈皮钱半　炙远志四分

八诊　水肿已除,而虚甚。腹部常气胀,脉不甚调,较病时软多,此病惧其再作。拟交感丸主之。　三月四日

焦白术一钱　防己三钱　车前三钱　九制香附三钱　抱茯神三钱　姜夏钱半　陈皮一钱

前方用生料归脾,意在气血并补。此案曰交感丸主之,意即沈氏尊生交感丹,香附、茯神两味为丸。

主治气郁,不见有何妙用。

九诊 左手脉甚洪大,右手已软,舌结苔不化,且不松是虚证。所以多动则气促心跳,脚暮肿早退,其吃紧处在宿积不除,饮食不能营养。又且高年,此虚猝不易复。 三月十五日

炙绵芪五钱 姜半夏二钱 制附片六分 炙草五分 陈皮钱半 蒸于术二钱 炒生地四钱 龙眼肉十粒 云苓五钱 吴萸四分

十日来补益之力不足,意病者或停药或过食,乃至如此病状。不仅是水肿有再发之势,抑且心藏病矣。以附萸入之归脾,药证切合。

十诊 脉乍按之似较好,细循之仍硬,肿胀虽退,行且再发,再发即不救。唇边牵动,是内风,乃因虚而生。又有胃病,高年得此,其何以堪。 三月廿六日

归身三钱 橘叶三钱 白术土炒,钱半 姜夏钱半

天麻三钱　秦艽钱半　茆根去心，五钱　参须一钱，另煎冲

十一诊　脉任按，欬甚，腹胀复发，舌根苔黄厚，胃病、肝病、肺亦病。肿胀本大症，复发则较虚而较重。益以高年，正虚邪实，藏气皆坏，无能为役也。

四月一日

象贝三钱　橘红钱半　归身三钱　天麻三钱　炙苏子三钱　秦艽钱半　杏仁三钱　桑叶三钱　槟榔一钱　制香附三钱

高年患水肿大证得治，诚属万幸。再发则正气益虚，藏气坏乱，机能衰竭，例不可治。处方有敷衍塞责之意，然竟获治，则必有大块文章在后。非此方之效也。

十二诊　脉缓利，舌苔亦化，病至此可谓完全告痊。妙在内风完全不动，诚幸事也。

四月廿三日

归身三钱　法夏钱半　杏仁三钱　煨天麻三钱　制香附三钱　秦艽钱半　佛手钱半　枸杞三钱　炒生地三钱　龟龄集二分，冲

此案末诊，距前诊相隔廿余日，明明有脱落之案十余纸。中经反覆，必多斡旋方法，不得窥全豹，良可惜也。观此诊用药全在调理善后，高年有内风潜伏，故用天麻、秦艽，龟龄集为山西秘药，宜于高年肾虚，脚肿尤良。

强先生 鼓胀，脚肿，腹膨，颈脉跳动，皮水已成，乃至危极险之大症也。手尚未肿，气尚未大喘，脉任按，据此三点尚有些微希望。

十二月十六日

槟榔八分　芫花钱半，炒黄　大戟钱半　防己三钱　甘遂二分，米泔浸一宿　吴萸五分　红枣五枚，去核　木瓜三钱　姜夏钱半

脉任按者，重按之而脉不伏。凡病毒嚣张者，皆可攻之。故凡甘遂、芫花逐水峻药并投，幸冀一击中病，其他木瓜、防己等皆利水副药。红枣一味却占重要位置，盖取十枣汤法。

二诊　脉略有起色，大便行，溲亦较多，无不足之症，自是佳象。前方尚中肯，惟药力太峻，当小其剂。

十二月十七日

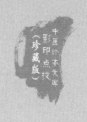

大戟一钱　红枣三枚，去核　吴萸四分　姜夏钱半　梗通八分　防己三钱　芫花一钱，炒黄　茵陈钱半　枳实八分　甘遂一分，米泔浸去黑水

此诊小前方之制，前方既中病，而小其制何也？因十枣汤为大方，得意不可再往，不得径行无忌也。治此等病，全凭识力，病毒甚当攻，正气虚当补。故有二日补之，一日攻之说。却亦不能呆滞二日补而一日攻，须衡合色脉也。此诊撤去攻药，而取温中补脾之意。

三诊　脉沈，左手尤甚，大便虽有，不多，舌苔未化，腹肿未退，药虽中病，仅仅转机，未足言差。面色稍晦当暂缓攻剂，此病宜一日攻之，二日补之，不得径行无忌也。　十二月十八日

归身三钱　杏仁三钱　云茯苓三钱　防己三钱　吴萸四分　槟榔八分　熟附块八分　木瓜三钱

此案三诊而止，神龙见首不见尾。当亦是脱落，此三诊者，自是治肿大法。

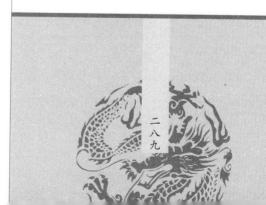

杂病门　臌胀

陈小姐　面色萎黄,苔灰,舌剥,腹膨胀,气上逆,脉无胃气。此属单腹胀,难治。

乌梅丸六分,入煎　归身三钱　霞天胶钱半　蛤粉炒　川椒九粒,炒　江西子一钱,土炒　木香钱半　炙蝎尾二分,去毒研冲　金匮肾气丸三钱,入煎

单腹胀俗名蜘蛛鼓,状蜘蛛形腹大肢小,盖仅大腹肿大也。是大虚之候,其病虽治,大法健脾补肾,功效以月计,绝无近功。

二诊　面萎黄,气促,舌剥,脉微,较之初诊时,略略有胃气。病减百分之一二,是减不足言,为程尚甚远。　　　　一月廿三日

乌梅丸四分,入煎　木香一钱　云苓五钱　公丁香四个　金匮肾气丸钱半　江西子一钱,土炒　姜夏一钱　川椒九粒　霞天胶一钱,蛤粉炒

三诊　单腹胀,兼有筋脉弛缓症,舌绛且衄,则不能温。　　　　一月廿四日

焦于术一钱　木香一钱
车前三钱　灸蝎尾分半冲　金
匮肾气丸钱半，入煎　大生地
三钱　云苓五钱　茆花钱半
霞天胶一钱，蛤粉炒

四诊　脉仍无胃气，面
色亦仍无生气，惟药后大便
行，腹胀减，却是佳朕。

大生地三钱　煨木香一钱
潞党一钱　云苓三钱　生乳
香二分　焦于术一钱　归身二
钱　金匮肾气丸钱半，入煎

五诊　痛与胀迭为进退，
与其胀，毋宁痛，色脉均甚
劣。能否收功，尚在不可知
之数。　　　　　二月一日

归身二钱　木香二钱　炒
怀药二钱　上猺桂一分，研丸
吞　丹皮钱半　泽泻八分　灸
萸肉八分　炒川椒五粒　枸杞
三钱　云苓三钱　炒车前钱半
胡广子一钱

六诊　气急，面黄，舌
绛糙，脉无胃气，腹胀且痛，
食则胸脘作胀，药物偏凉则
病

增,偏温则热证悉见。藏气已坏,恐不可治。

二月三日

西洋参钱半,另煎冲 炙鳖甲二钱 炒怀药二钱 泽泻一钱 归身三钱 猺桂心一分,研丸吞 炙黄肉七分 炒乌药一钱 丹皮钱半 云苓五钱

七诊 面色奇劣,脉数而躁疾,腹胀颇甚,此种色脉,委属不治之症。舌痈腹痛,必有虫。 二月五日

潞党一钱 炙鳖甲三钱 大生地三钱 归身三钱 雷丸一钱 炒百部五分 茯苓神各三钱

八诊 舌痈脉数均较前差减,面色亦略有起色。惟各恙均仍在,除十之一二耳。

二月七日

木香一钱 炙鳖甲钱半 归身三钱 金匮肾气丸二钱,入煎 茯神三钱 炒百部六分 雷丸钱半

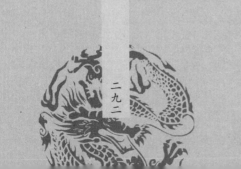

九诊 气急，面肿，腹胀，经阻，胀无胃气，肺、胃、肝、肾并病，藏府悉坏，不能治。

炙紫苑（菀）一钱 赤芍钱半 炙桑皮钱半 杏仁三钱 括蒌皮钱半 北沙参钱半 云苓三钱 佐金丸四分 归身三钱 炒乌药一钱

十诊 面无血色，脉少胃气，痞甚，腹胀虽略减，病则未见退。 二月廿四日

炙款冬一钱 炙紫苑（菀）一钱 潞党一钱 杏仁三钱 炙苏子三钱 焦谷芽三钱 川贝三钱 金匮肾气丸钱半，入煎

十一诊 今日脉较有胃气，面色亦略转，是佳朕。

二月廿九日

焦谷芽三钱 杏仁三钱 天冬三钱 浮小麦五钱 象贝三钱 炙苏子钱半 川贝三钱 潞党钱半 炙紫苑（菀）钱半 金匮肾气丸三钱，入煎

十二诊 今日脉弦无胃气，病情不甚顺手，恐拙技不足任此。 三月二日

炙紫苑（菀）一钱 北沙参钱半 川贝三钱 蝎尾一分，炒研冲

霞天胶一钱　焦谷芽三钱　杏仁三钱　金匮肾气丸三钱

十三诊　今日脉数较有胃气，然病总难，如此旋进旋退，决无佳果，还是另寻高明之家，或别觅单方。

三月四日

炙紫苑（菀）一钱　蝎尾一分　霞天胶一钱，蛤粉炒　焦谷芽三钱　杏仁三钱　金匮肾气丸一钱

另西瓜皮三钱，陈葫芦一钱，砂仁七分，研末冲服，每服五分。

十四诊　单腹胀，近又转剧，脉浮无根，臂肉尽削，而手指肌色将转属水肿，病属不救，无法挽救，勉方尽人事。　三月十九日

大生地二钱　茯苓三钱　炒怀药钱半　猛桂心二分，研丸吞　炙萸肉五分　泽泻六分　粉丹皮八分　制附块四分

此病当是现代所谓肠结核证，结核菌侵入肠，观四、五、六诊可知病不可治也。

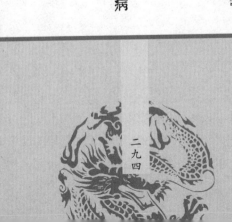

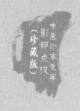

朱奶奶 遍身浮肿，脉甚细，不气喘，血色不变。予利水不应，病则自下而上，先脚肿，继及全身，衡量病情，改从气治。

二月十九日

虾蟆一只，去肠杂，入砂仁七粒，用线扎好，外用泥厚封，炭火上烧令泥红，候冷去泥，其蟆已成灰。将全个研细，开水服，每次三厘，日三服。

鼓胀与水肿之异，一则病气分，一则为聚水。此病先以利水，其后改从气治。观语气此案非初诊，所用单方，病浅者可治，此案病深，未必有效也。

董奶奶 腹胀，多坐更甚，决为虚胀。其难治处，因有风，体衰病显，药物不易图功。

十月廿四日

高丽参八分，另煎冲　天麻三钱　钩藤尖三钱　蒺藜三钱　白芍钱半　回天丸半粒，药化服　归身三钱　细生地三钱　杭菊钱半　橘络钱半

杂病门　哮喘

史先生　予温肺镇坠,哮喘更甚,色脉均与药合,而病反增剧。当责其虚,痰多乃本元虚故也。

十月七日

炙款冬一钱　人参须八分　川贝三钱　姜夏钱半　橘白络各钱半　炙苏子钱半　猺桂心一分　杏仁三钱　胆星八分

哮喘痼疾,因久欬而致者,由肺病肾,均之是虚是寒,肺失肃降之令,肾无摄纳之权。此方温运肺气之药,不及觳,摄纳肾气之药付阙如,宜其不效。

二诊　温肺镇坠,喘欬均不见减,然详其色脉,毕竟当镇当温,或者前日之方为不及觳。　十月九日

炙款冬一钱　干姜炭二分　姜夏钱半　归身三钱　黑锡丹三分,入煎　炙紫苑(菀)一钱　炒乌药一钱　炙草六分　杏仁三钱

三诊　喘已差，未净除，面色颇亮，是无妨。但不得除根。　　十月十一日

炙紫苑（菀）钱半　归身三钱　姜夏钱半　人参须一钱　橘络钱半　炒乌药钱半　杏仁三钱　炙草六分　黑錫丹三分

喘略差，黑錫丹之效也。此丹系纯阳药，温肾良效。

四诊　肺寒不受补，现喘略平，再予温肺。

十月十四日

乌药一钱　归身三钱　杏仁三钱　苏子叶各一钱　干姜二分　姜夏一钱　胆星一钱　炒荆防各七分

五诊　气急欬嗽均甚剧，舌糙，脉数，腰痠，脘闷，胃呆，不可再温再镇。予纳肾气。

天麦冬各三钱　炙苏子三钱　炙紫苑（菀）一钱　象贝三钱　牡蛎三钱　蛤蚧尾炙，六分　炙款冬三钱　炒白芍钱半　杏仁三钱　炙草六分

不可再温，故去黑錫丹而用蛤蚧尾。若与人参同用，其效更宏。

盛奶奶 见症是肾亏,脉虚,舌色亦虚,急补之。

十月十九日

炒绵仲三钱　杏仁三钱　象贝三钱　炒荆芥六分　菟丝子三钱　归身三钱　天冬三钱　炙苏子三钱

肾亏见症详二诊,补肾之药亦以二诊为健全。

二诊 脉尚可,舌苔花剥,腰痠痛,脚底亦痛,胃阴不足,肾亏亟宜补宜。

菟丝子三钱　绵仲三钱　大生地三钱　枸杞三钱　西洋参二钱　炙芪三钱　潞党参二钱　滁菊二钱　怀牛膝三钱　归身三钱　金狗脊炙去毛,二钱

潘先生 哮与气候年龄为进退,可以略差,不能除根,舌有黑斑,肾俞痠楚,是其处有伤,乃病根。

十月廿一日

大生地三钱　杏仁三钱　蛤蚧尾六分　钗石斛三钱

人参须八分　茯神三钱　制香附三钱　炙苏子三钱

张先生　欬无力,气急不能平卧,痰不得出,脘痛,舌有热象,从肾不纳气治。

天麦冬各三钱　归身三钱　炒乌药八分　橘皮钱半　川象贝各三钱　杏仁三钱　括萎仁钱半　炙草六分　蛤蚧尾炙,四分　绵仲三钱　炙苏子三钱

以上两案为治肾虚哮喘标准之治疗。

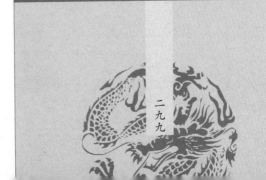

杂病门 黄疸

何先生 面色颇黄,脉则洪数。此脉与面色不符,乃起代偿作用之反应。脉病有疑义,难治。

二月十一日

大生地三钱　茵陈三钱　归身三钱　赤猪苓各三钱　川楝内六分　车前三钱　橘核钱半

读此案文义,可以推知面色必暗晦无光,脉应沉迟,反见洪数,故云不符。代偿作用者,体工强为支持,外强中干,譬之婆人,恃典质度日,难持久矣。

陈右 寒热时有时无,手冷,爪下无血色,面色黝然而黄,此阴黄贫血症也。春夏之交,附子可商,有寒热则不能补,拟先用轻剂,俟可乃已。　三月十八日

制附块五分　归身三钱　茵陈蒿三钱　柴胡六分　焦白术一钱　炙草六分　制香附三钱

此是阴黄，当然用茵陈、术、附，用附与春夏之交无关，想以袪病家之疑沮故耳。

孙左 湿奇重，面黄，目睛亦黄，口淡，脉迟，形寒，发热，恐将作瘅。

十一月十八日

茵陈三钱　淡苓八分　木通八分　炙草六分　桂枝三分　赤苓三钱　归身三钱

此湿热发黄也。以有形寒发热，口淡是湿微，舌质必润，故用桂枝。

二诊 目珠深黄，头眩属热，脉不当迟，是因湿重，故血行缓，缓斯脉迟。

茵陈三钱　草薢三钱　泽泻一钱　归身三钱　细生地三钱　青蒿一钱　车前三钱　木通八分　赤豆一撮　赤猪苓各三钱

因湿奇重，重用渗湿利药，草薢、赤豆皆渗湿之品。因热退减未清，故用青蒿。

汪童 目黄，溲亦黄，面部全黄，此与气候有关，在理可退。　八月廿二日

防己三钱　茅术四分　泽泻八分　羌活六分　赤猪苓各三钱

梗通一钱　茵陈三钱　槟榔八分　炒车前三钱

日与气候有关，明非重证，茵陈为治黄疸主药，防、槟、茅、术去湿，苓、通、车、泽利水，必有表热。故用羌活、荆芥。

二诊 溲清，面黄亦退，日仍微黄，无妨也。

八月廿四日

茵陈三钱　羌活六分　炒车前三钱　赤猪苓各三钱　防己三钱　槟榔八分　泽泻一钱　炒茅术四分　炒枣仁三钱

洪童 初起，发寒热，继而面黄呕吐，脉数，舌色鲜明，此黄疸病也。其面色黄而暗，是脾病夹虚也。

九月六日

柴胡一钱　茵陈三钱　姜夏钱半　制小朴姜炒，四分　葛根钱半　归身三钱　云苓三钱　青陈皮各钱半

黄疸病色泽亮者为阳黄，属热化，属实证。其暗者为阴黄，属寒化，属虚证，此病未肯定为阴黄，曰脾

病夹虚，因寒热故以柴葛解表为主疗。

二诊　色脉尚好，面黄一时不易退，脉仍滑数，此外无他。　　　九月八日

泽陈三钱　姜夏钱半　归身三钱　制小朴三分，姜炒　葛根钱半　防己三钱　云苓三钱　大熟地四钱，炒

三诊　面黄已退多多，脉亦平正，胃呆是脾虚。

归身三钱　象贝三钱　杜仲三钱　炙草六分　野于术二钱，土炒　云苓三钱　橘红钱半　怀膝三钱　姜夏三钱　大熟地二钱

吴童　面黄色枯萎，此败象也。加以发热，舌色鲜明，前曾便血，表固不任，补亦不受，有大危险。未敢贸然任治。　　　九月八日

茵陈三钱　制附块一钱　归身三钱　生草一钱　防己三钱　薤白头一钱　苡仁三钱　柴胡一钱

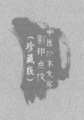

发黄而面色枯萎，阴黄的候。发热非外感，主以茵陈、附子，柴胡所以疏达肝胆，使胆汁循常轨也。

二诊　面黄略退，舌色依然鲜明，仍发热，只算较前差胜一筹。　九月九日

制附块钱半　归身三钱　茵陈三钱　生草六分　青陈皮各一钱　薤白头钱半　苡仁四钱　防己二钱　柴胡八分

三诊　面黄已除，惟仍不华。昨日未发热，自是大幸。前方中肯，须特别慎食。

制附块八分　归身钱半　防己三钱　茯神三钱　橘红钱半　薤白头一钱　苡仁三钱　柴胡六分　生草六分

四诊　病颇顺手，面色晦滞，不能不乞助于药物。此后须炼功，宜持之以恒。

归身三钱　苡仁三钱　杜仲三钱　大防己三钱　陈阿胶三钱，蛤蚧炒　白芍钱半　谷芽三钱　炙草六分　大熟地四钱　青陈皮各一钱

此案可以为治阴黄之准绳，两用附子后热不再发，虚热已敛也。可以多用补，便是病之机转处

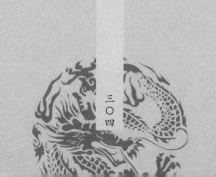

杂病门 泄泻

陶右 泄泻腹痛,不是痢。舌面糙,舌质绛,无苔,头眩,眼皮重,腹胀,颇见湿化证象。 十一月九日

木香钱半 槟榔四分 制小朴三分 归身三钱 炒建曲一钱 枳实一钱 竹茹钱半 制香附钱半 茯苓三钱 馒头炭五分

此湿胜濡泻而兼有积,热化之病也。

曹宝宝 神气好,患泄泻,舌苔结,所泻是水。此因积而泻,感暑受凉,则转痢,慎之。 七月十三日

鲜藿香钱半 腹皮三钱 炒竹茹钱半 炒建曲一钱 甘露消毒丹三钱,入煎 焦谷芽三钱 枳实一钱 炒扁衣三钱 薄荷一钱 赤白苓各三钱

此夏令可见之小泻,失治即转痢。

二诊 结苔已化，泻不止，有微热，无汗，暑当与汗俱出，是宜解外。

七月十四日

香薷三分　银花钱半　炒扁衣三钱　苏薄荷一钱，后下　伏龙肝一个，两泡汤代水　白薇一钱　木香钱半　炒建曲一钱　赤白苓各三钱　甘露消毒丹三钱，入煎

另有辟瘟丹一粒，研碎置脐，外盖清凉膏。

三诊 热不解，今日三次泄泻，且呕。现在目眶下陷，脉溢出寸口，直至手掌。用攻泻之药过当，故见此脉象，藏气受伤故也。同仁堂惊药不知何物，观其仿单说明，必是甚猛之泻药无疑。合之现在脉证，灼然可见，是有危险。即使渐愈，亦必拖延时日，因藏既伤，恢复不易。

七月十五日

钗斛三钱　竹茹钱半　白薇钱半　炒扁衣三钱　苏薄荷一钱，后下　归身三钱　木香钱半　橘络钱半　鲜藿香钱半　赤白苓各三钱　伏龙肝一两，煎汤代水

此种病不宜攻泻,误用药丸,致有变端。常常遇见此种流弊,成药害人不浅。

以上为时病暑湿之泻利,本当入之时病门,但因泄泻不足当一病名,往往为他病之并发证。凡属热病,其兼肠炎者皆可泄泻,如伤寒痧疹等并见泻利,又伤食脾虚乃至劳病皆有泻利证,皆非主病。旧籍中有此病名,故举若干案,以备其目。

潘孩 始而呕吐,继而泄泻,为现在一种流行病。其原因是感寒,其受病之处,是脾胃升降失职。所以既吐而泻,现泻虽不剧,行且渐增,急止之,拟理中。

炮姜三分 云苓三钱 煨木香八分 炒扁衣三钱 葛根一钱 炙草六分 炒建曲一钱 炒白术一钱

二诊 吐止,泻增剧,大便多水,有白色如冻如脓,今早已十余次,是洞泄无度也。前药尚嫌轻,当附子理中汤。 七月十五日

制附块一钱 柴胡一钱 云苓三钱 葛根钱半

干姜炭四分　吴萸四分　姜夏钱半　淡芩八分

既取附子理中温剂,柴葛相偕取升提之意。然用葛根不如川芎、升麻,淡芩一味不伦。

三诊　呕吐止,泄泻不止,且有完谷,此殊不顺,非亟止其泻不可。

制附块四分　柴胡六分　归身钱半　煨木香钱半　葛根一钱　炮姜炭三分　川芎四分　云苓三钱　炒白术一钱　炙草四分

既见完谷,脾阳败馁,下元无火,姜附之量,总嫌太轻。

四诊　中寒泄泻,宜用附子理中汤。仍泄泻完谷,寐安,口渴引饮,舌黄且干。此虽见热象,乃上焦假热,下焦真寒,非大剂温化,则病将愈剧,非从治不可。

制附块钱半　柴胡一钱　吴萸六分　云苓三钱　炒车前三钱　干姜炭八分　薤白钱半　姜夏钱半　川芎二钱　炒白术一钱

此药只服头煎,作三次冷服,每一点钟一次。

药冷服,避去上焦之热也。识力不到者,治此病每眩惑疑沮不敢用温。

五诊 叠进附子理中汤,泄泻不止,太阴中寒颇重,当再温之。 七月十八日

制附块一钱 柴胡八分 炒建曲一钱 炒白术钱半 芡实三钱 干姜炭五分 云苓钱半 炒扁衣三钱 炒车前三钱 姜夏钱半

六诊 泄泻日尚二三次,粪色黄,而微见烦躁。

七月廿日

炒故纸一钱 查(楂)炭三钱 枳实一钱 炒扁衣三钱 赤猪苓各三钱 煨木香钱半 云苓三钱 葛根一钱 炒建曲一钱

泄泻完谷宜温,粪微黄故撤去姜、附,易以微温之破故纸。粪色黄,微见烦躁,亦阴证转阳之机。必有表热(从下案表不热句反证),故用葛根,然葛实用不着。

七诊 泻已差,舌色亦正路,表不热,第一慎食。

七月廿二日

油当归三钱 云苓三钱 梗通八分 炒车前三钱

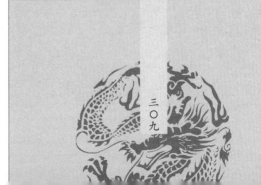

扁豆花三钱　木香八分　姜夏钱半　赤猪苓各三钱

病至此寒已热化，必反见泻利不爽。故以油当归润之。寒既化热，见热象之病候，必渐愈。凡进热阴阳胜复之机，皆如此例。

顾右　五更泄泻为肾泄，崩为冲任虚。冲任即子宫，亦肾之领域，是其病不外肾虚，舌色淡白无血色，心馈，每于血行时，则馈发作，是因肾病。每年常见此病，是其来已旧，此须平日调补，临渴掘井，事过则不复措意，总不是事。

四神丸一钱　炒枣仁三钱　桑枝三钱　茯神三钱　鹿角霜一钱　炒绵仲三钱　川断钱半　藕节五个　细生地五钱　血余炭三分　归身三钱　橘络钱半

此案不仅五更泄泻一病，故用药甚复杂。其所布置为五更汤者，仅四神丸一味。

杂病门 疝气

姚先生 疝气偏坠作痛，过劳乏则剧发，治疝当兼补气。其苔不匀，脉无胃气，病颇深，图功为难。

二月十八日

秦艽钱半　延胡七分，炒

川芎五分　金铃肉七分，炒

羌活四分　橘核钱半，炒

归身三钱　荔枝核七分，烧存性

疝气虽云得之寒从下受，亦秉赋虚弱气虚下陷所致也。故劳疲则剧发，大法宜补宜温。

胡先生 疝气病，从出痘来，根蒂深，本难期痊愈。丸药常用，则可以维持现状。若能渐健，病渐减。

八月廿八日

炒怀药五钱　泽泻一钱

蒺藜三钱　小茴香三钱　橘核络各二钱　金铃肉钱半　茯苓三钱　萸肉一钱　猺桂心二分

荔枝核十个，烧存性

十帖，米糊为丸，临睡时服二钱。

病疝从出痘来,因虚得之,此方着重治疝,补益之品似嫌太轻。

郑先生 神色甚好,脉缓,局部受凉,因而患疝偏坠。　　十一月五日

小茴香一钱,研　赤芍钱半　橘核钱半,炒　金铃肉六分,炒　炒荆芥八分

另用老姜二两,地骨皮一两,二味同捣,隔纱布一层,缚肾囊,一宿乃除去。

此案局部受寒,不涉本原。

二诊 脉舌本无寒象,疝却非温不能愈,今既有鼻衄,疝当设法外治。

茄花钱半　炒荆芥六分　赤芍药钱半　滁菊钱半　细生地三钱　猺桂心一分,研丸吞

另羌活三钱,防风三钱,大茴香二钱炒,葱白五个,艾药三钱,研粗末,缚小腹。

因鼻衄,辛热之药利于下而不利于上。故治疝用外治法。

郭先生 疝气偏坠,脉舌均有虚象,病已十阅月,旋愈旋发,精神甚感疲乏。嗜

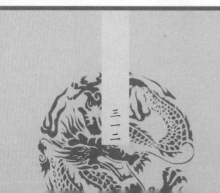

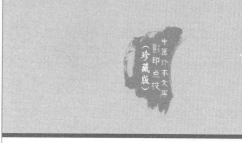

寐，腹部有异常感觉，自言如有水滴下，且胁下痞塞。此种当从陷者举之之例。

十一月七日

荔枝核七个　归身三钱　荆芥六分,炒　炒橘核二钱　金铃肉六分　川芎六分　防己钱半　小茴香钱半,炒

另用老姜一两，地骨皮一两，研同捣，缚肾囊。

此纯系虚寒证，补益之力似太轻，从陷者举之例，似宜宗补中益气之法。

二诊　疝未除，囊湿，寒从下受，前方尚中肯綮。

十一月九日

川芎八分　防己三钱　荔枝核七个　炒橘核三钱　车前三钱　归身三钱　制香附三钱　金铃肉六分　赤芍钱半　秦艽钱半　炒荆芥五分　小茴香钱半,炒研

洪先生　寒从下受，肾虚，精气不守，因而成疝，复后脑痛。此有误药原因在内。

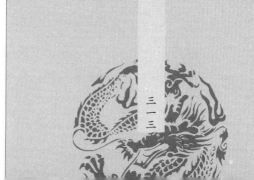

湿毒已上行也，稍难治。

十一月九日

草薢钱半　炒车前三钱　金铃肉钱半　赤芍药一钱　炒荆防各七分　橘核钱半　小茴香钱半　滋肾丸一钱　儵桂心一分　荔枝核七个

林先生　疝病，睾丸胀坠，更有浊，溺痛，血分不清，最怕上行。升之是教猱升木，病从热化，用苦寒亦犯虚虚。

十一月廿二日

金铃肉六分　秦艽钱半　草薢三钱　小茴香一钱，炒　归身三钱　炙草梢一钱　扁蓄钱半　橘核三钱　荔枝核七分，炒　车前三钱

此证恐由白浊得之，又溺痛，法常清浊。若用苦寒，则犯虚虚之禁。

二诊　药后颇效，病未全除，舌色甚劣，湿毒尚在。

十一月廿五日

秦艽钱半　金铃肉六分，炒　归身三钱　车前三钱　炒橘核三钱　草薢一钱　小茴香一钱，炒　赤芍钱半　梗通八分　荔枝核七个，烧

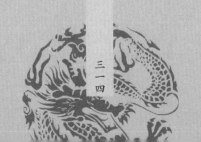

杂病门 失眠

赵奶奶 艰于成寐，予珍珠母丸不效，色脉尚无他，病可一年余。前方以升降为用，本非强制神经，再服当效。　二月十二日

　　乌犀尖二分，磨冲　沉香二分　胆草二分　薄荷一钱　倭桂心二分，矾冲　牡蛎三钱　茯神四钱　川连二分　煅龙齿三钱　白芍三钱　归身三钱

　　此案非初诊，珍珠母以升降为用。犀角、薄荷皆升，沉香、川连、猺桂皆降，取其升降开阖，冀水坎璃既济，俾合入寐。既服而不效，兹加入茯神、龙牡，以镇静神经。

杨先生 脉不鼓指，神色形不足，肌肤起粟，此毛囊结核，血与精气不足应付，腺体起反应救济而见此。西医籍谓毛囊结核，由于微菌，不确，虚耳。

　　天冬三钱　细生地三钱　枸杞三钱　炒白芍三钱

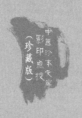

绵仲三钱　菟丝饼三钱　归身三钱　五味子十粒　牡蛎三钱　钗石斛三钱　橘络钱半

二诊　积弱则胆火易动，肝胆皆逆，当然不易成寐。前方仅滋养营血，若佐以苦降，即能寐。神经只好弛缓，不可麻醉，安眠药勿常服为是。　　　　　三月廿二日

钗石斛三钱　归身三钱　橘络钱半　胆草三分　人参须钱半，另煎　菟丝饼三钱　白芍钱半　绵仲三钱　天冬三钱

郭奶奶　脉略带弦，脘下有气块，窜动，时作剧痛，头偏左痛，龈痛，皮肤痛，不能寐。诸恙均不见减，然而无危险。其偏头痛，因龈痛牵连而发。此处神经走两太阳之故，此层最难取效。不能寐，可设法，痛根是肝气，亦有内风，病之近因是神经燥。天雨病势当略减，现在浮火在上，宜引火归元。

十月廿六日

珍珠母四钱　蒺藜三钱　吴萸三分　人参须五分，另煎

制香附三钱　天麻三钱　钩尖三钱　猺桂心二分,研冲　细川连三分　杭菊钱半　归身三钱　生乳没各钱半,去油

范先生　胃不和,故不眠,略有积,又燥湿,不能互化。故头眩、舌润,可以即除。

法夏钱半　腹皮三钱　瓜蒌三钱　炒秫米三钱　川连三分　苡仁三钱　枳实八分　珍珠母三钱　查(楂)炭二钱　钩尖三钱　滁菊钱半　猺桂心二分,研丸吞

失眠原因多种,浅者胃不和,以和胃法。如此方用秫米、法夏为主方,合珍珠母丸之意。又有单取川连、猺桂两味为丸,名曰交泰丸。临卧时服亦有效,其深者竟须珍珠母丸全方。其有因肝阳上燔者宜平肝,贫血者宜补血,神经衰弱者宜补。当治主病,非以上诸方所能有效也。此类案甚少,故撮述治疗大略于此。

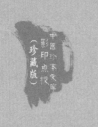

杂病门 消渴

袁左 舌苔干黑糙,饮多溲多,是消,肢体常感不仁,是风,先治消。

海蛤壳六钱　淡竹叶十片
覆盆子三钱　鲜生地三钱
怀山药六钱　生石膏钱半

消渴现代称糖尿病,乃多量糖分排泄于尿中之慢性新陈代谢病也。饮多溲多为下消证。

张左 色脉尚佳,舌苔结,饥不能食,有积又有风。此所谓风,乃藏气不相顺接。

归身三钱　蒺藜三钱　虎骨三钱,炙　枳实一钱　秦艽钱半　天麻三钱　乌梅一钱　蝎尾一分,炙　腹皮三钱　炙芪钱半

藏气不相顺接,谓消化排泄吸收分泌等机能皆失调也。

二诊 脉较和,面色较正当,诸恙均见差。惟小溲太多,色脉均无热象,拟从肾气不摄论治。得风药病差,藏气不相顺接,甚确。

十一月廿日

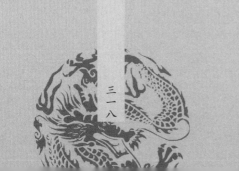

归身三钱　秦艽钱半　蝎尾一分　乌梅一钱，炒　缩泉丸一钱　天麻三钱　蒺藜三钱　炙芪三钱　虎骨三钱，炙

三诊　饥甚，溲多，病属消症，不引饮，健饭，是中消。　　十一月廿三日

知母一钱　炙草六分　海蛤壳六钱　生石膏二钱　天麻二钱　蒺藜二钱　覆盆子二钱

四诊　得温即剧，得凉即差，中消本难治，尤难在气分虚，而不能进补气之品。

覆盆子三钱　知母钱半　炒䋲仲三钱　天冬三钱　蒺藜三钱　海蛤壳八钱　桑芽三钱　大生地四钱　竹叶廿片

前人论消曰上盛下虚，心火炎上。曰心移热于肺，传为膈消，故大法治疗均以凉剂。如石膏、知母、地骨、天冬、蛤壳之类。二诊未曾有温药而病剧。三诊用知膏便稍差。故此后一路从竹叶石膏汤加减。

五诊　善饥，溲多，脚麻，色脉较前为佳，病是消。既较前差减，即亦不足患病不

进即退，退虽不多，然退故知其不为患也。

十二月三日

海蛤壳八钱　覆盆子三钱　生石膏钱半　竹叶十片　细生地三钱　生白芍钱半　清炙草六分

六诊　消已差减，脉象舌色亦较前为佳。稍瘠，是当有之症象，其胫腿麻木，当俟消症全愈，后另治。

十二月十四日

海蛤壳八钱　细生地三钱　生白芍钱半　竹叶十片　肥玉竹一钱　覆盆子三钱　怀山药五钱

消渴证之重者，精气泻于外。其人本肥硕者，渐变羸瘦，此证稍瘥，犹其轻浅者。

七诊　消症差减，色脉均佳，发出之红瘰，乃血中热毒外达。愈发愈佳，惟消未净除，恐风药与病不相得，脚麻尚须缓治。

十二月廿一日

炒怀药五钱　大生地三钱　肥玉竹一钱　丹皮钱半

淡竹叶十片　覆盆子三钱　生石决三钱

吴左　唇绛，口燥，消渴，脉数，别无他病，当是消症。　九月九日

鲜生地三钱　海蛤壳一两　淡芩八分　竹叶十五片　元参一钱

二诊　脉洪，唇绛，口燥，引饮无度，溲多。据色脉不甚妥当，如其溲量多于饮量，则属不救。试注意考察。　九月十一日

海蛤壳一两　天冬三钱　淡芩八分　鲜生地三钱　地骨皮三钱　竹叶十片　钗斛三钱

经云：饮一溲二，死不治。盖饮少溲多，精气外泻，体内水分淋巴精液溃散也。

三诊　见症属消渴，脉舌无恙。规矩权衡不合，虽饮量与溲量等，亦属肾消。

人参须一钱　竹叶十五片　生草六分　生石膏三钱　秋米一撮　知母一钱

杂病门　湿热

王左　腹胀，大便日数行，多痰，是脾病，亦复湿重所致。病已数年，取效不易。

制香附三钱　车前三钱　赤苓三钱　归身三钱　青陈皮各一钱　枳术丸钱半　苡仁四钱　木香钱半　砂仁七分，研

此病亦现代所谓缺乏维他命B之候，脾为湿困，健脾燥湿之药，皆富含维B之成分，中西治疗暗暗相合。

史左　湿重，胃不甚健，有积导，痱以发出为佳。故愈痒愈妙。　一月五日

枳实一钱　云苓三钱　车前钱半　竹茹钱半　腹皮三钱　归身三钱　防己一钱　查（楂）炭三钱

湿热从皮层外达，发为痤痱。盖美疢也，痒则邪毒宣泄，故愈痒愈妙。

范先生　欬一年，痰薄白，间有黑色，前次曾患浊，是由肾传肺。因气候关系，湿

火上燔为病。 二月十八日

象贝三钱 橘红钱半 天冬三钱 杏仁三钱 炙草六分 桑叶三钱 苡仁五钱

此所谓湿痰，其病由下及上，不治将深。

倪先生 囊痈是湿，外治则因逼，因在下，故腹痛当以分利为主。 二月卅日

生苡仁四钱 赤苓三钱 木香一钱 制香附三钱 青陈皮各钱半 生草梢八分 草薢三钱 木通八分 金铃肉三钱

二诊 因外治囊痈，逼湿入里，因而腹痛。此与脚气湿从下受者同一理，亦与疝症略相等，当设法止痛。

三月三日

荆防各三钱 炙乳没各钱半 赤芍三钱 小茴香钱半 桂枝钱半 羌独活各三钱 上药研末缚小腹

许先生 头不痛,胸脘不闷,脉平,其胁下红点。既非时症,亦非红痧。是肝经湿热,以能发出为佳。

三月二日

赤猪苓各三钱　淡芩八分　茵陈三钱　秦艽钱半　二妙丸钱半　炒车前三钱　泽泻八分　归身三钱　赤芍钱半

金 湿气发于身半以下,乃大好事,是真美疢。若逼之向里,反成大患。欬当治。

象贝三钱　麦冬三钱　防风六分　豨莶草钱半　杏仁三钱　桑叶三钱　茯苓三钱

黄右 疟除,湿甚盛,从皮肤出则为疥,从肺出则为欬。现略见气急,疟虽愈,湿不化,有问题。

十月七日

竹茹钱半　枳实一钱　防己钱半　生苡仁三钱　赤苓三钱　茵陈钱半　杏仁三钱　象川贝各三钱

橘红钱半　泽泻一钱　元参三钱　括蒌仁去油，钱半

陆先生　欬嗽，痰腻，时发时止，已三年。遍身发红点，甚痒，面部无风色，湿毒从皮肤外达，不及头面。是无大害，欬当是肺气弱，毛窍不固所致。

天麦冬各三钱　丝瓜络钱半　象贝三钱　茯苓三钱　杏仁三钱　橘红络各钱半　二妙丸一钱　苡仁三钱　归身三钱

二诊　遍身干疥作痒，是蕴湿外达，欬不爽，便难，均有关，发透即无事。

秦艽钱半　羌活四分　桃仁三钱　象贝三钱　橘红钱半　瓜蒌三钱　防风八分　红花钱半　赤芍钱半　麻仁三钱

曹左　本有湿，不为之谋出路。仅从腺体及细菌方面用力，湿不得出，则上燔，故有此病象。然则西医学大有商量余地。

十二月十七日

草薢三钱　梗通八分　赤猪苓各三钱　防己三钱　赤芍钱半

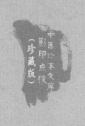

赤豆二两　车前三钱　细生地三钱　归身三钱　胆草三分

二诊　湿火上燔，益从药针，遂致头痛乳痒，是肝气。　　　十二月十九日

人参须五分　车前三钱　草梢一钱　胆草三分　梗通八分　制香附三钱　秦艽钱半　草薢钱半　泽泻八分　蒺藜三钱

三诊　湿热尚未下行，大便不爽，当泻。其乳痒是肝气，其湿病旧有者未除，新者又将加来，有甚大危险。

十二月廿二日

九龙九一粒，吞　制香附三钱　防己三钱　泽泻一钱　赤芍钱半　佐金丸四分，吞　炒车前三钱　猪苓三钱　草薢三钱

四诊　脉舌无恙，遍身红瘰有斑，头部有小疖，血分不清，湿热在上，宜使下行。

草薢三钱　徒薪丹六分　草梢一钱　赤芍二钱　车前三钱　天麻三钱　大生地四钱　赤苓三钱　归身三钱　橘红钱半

杂病门 肝阳

许先生 风热为患，牙痛，头痛，均为肝阳，均细事。左尺脉弦鞭，却是问题。

滁菊花钱半　桑芽三钱　钩尖三钱　炒荆防各五分　细生地三钱　赤芍钱半　瓜蒌三钱

二诊 左尺已不弦，却头痛更甚，面色发黑，据证象将作痫。八月廿七日

炒建曲一钱　木香一钱　炒荆防各七分　炒扁衣三钱　茯苓三钱　香白芷七分

三诊 偏头痛，当然是少阳为病。然清镇必不效，当静摄。九月十一日

赤芍钱半　牡蛎三钱　稽豆衣三钱　生石决三钱　怀膝钱半　滁菊钱半　逍遥丸钱半

俞奶奶 肝阳盛，内热重，上盛下虚，当清肝。

十月五日

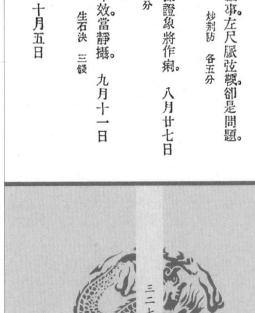

滁菊二钱　钩尖三钱　大生地三钱　炙草六分　桑芽三钱　赤芍钱半　归身三钱　西洋参钱半　丹皮一钱

二诊　肝阳胆火，积久成风，与年龄亦略有关系。

十月十五日

滁菊一两　钩尖二两　桑芽二两　西洋参一两　大熟地三两　赤芍两半　炙草五钱　归身二两　大生地三两　菟丝子二两　丹皮两半　绵仲二两　天麻二两　女贞子一两　天麦冬各二两　元参一两　右药煎透去渣，加真阿胶四两，文火收膏，冰糖随意服。

吴先生　本是湿体，因气候太燥，反见郁蒸向上而动肝阳，当清之使下行。

滁菊钱半　桑芽三钱　枳实八分　川贝三钱　法夏钱半　钩尖三钱　赤芍钱半　竹茹钱半　防己三钱　秦艽钱半

赵先生　血燥，值燥令，肝阳不潜，因而癣发于上。治不得其法，致胀肿，癣入目能成大患。时师竟不注意及此，现当泻之。

十月廿五日

滁菊二钱　鲜生地四钱　
僚桂心二分　麻仁三钱　蒺藜三钱　钩尖四钱　细川连三分　郁李仁三钱　丹皮一钱　赤芍钱半

彭老太　高年失明，不足为病。然亦气候关系，胆火上逆故也。宜苦降。

草决明三钱　胆草二分　橘络钱半　赤芍钱半　西洋参钱半　滁菊钱半　归身三钱　防风六分

二诊　得苦降，目光略好，脉亦较好，全无风象，是享高年之征，可仍前法。

西洋参钱半　钩尖三钱　滁菊花钱半　胆草二分　佛手钱半　草决明三钱　赤芍钱半　大生地三钱　归身三钱

三诊　气候有非时之暖，肝阳因而不潜，所以目眊，不可过用重药。以年事太高，正气衰，药重则反自然，反增病，稍凉当自愈。

十一月十二日

细生地三钱　赤芍三钱

知母一钱　桑芽三钱　胆草二分　西洋参钱半　滁菊二钱　竹茹钱半　橘络钱半　草决明三钱　丹皮一钱　炙芪一钱　川连二分

林奶奶　围炉则头痛，行路则气急心跳，面部微浮，面色太黄，肝阳夹湿夹虚，所以耳鸣。　　一月六日

西洋参钱半　竹茹钱半　钩尖三钱　杏仁三钱　滁菊花钱半　枳实一钱　桑枝三钱　绵仲三钱　云苓神各三钱　查（楂）炭三钱　腹皮三钱

二诊　面色较前略佳，经行淋沥不净，头胀痛，耳鸣，面肿，皆虚象。

西洋参三钱　全当归三钱　炒绵仲三钱　桑枝三钱　制香附三钱　大生地三钱　菟丝子三钱　桃仁三钱

三诊 脉略虚，舌苔则佳，经已净，面色较前为佳，带仍多，颇虚，当略补。

钗斛三钱 桑芽三钱 丹皮钱半 大生地四钱 炒车前三钱 钩尖三钱 归身三钱 滁菊三钱 赤白苓各钱半

四诊 头眩，饱闷，因乏力所致，失眠有关系。

十一月十九日

制香附三钱 赤芍三钱 钩尖三钱 砂仁八分 滁菊花二钱 归身三钱 绵仲三钱 蒺藜三钱 炙虎骨三钱 天麻三钱 琥珀四分 怀膝三钱

五诊 自觉口唇裂，舌面却润，脉亦平正，面色较前为佳，血分太热，清之。

鲜生地四钱 元参一钱 滁菊二钱 丹皮一钱 炙草六分 佐金丸三分 钩尖三钱 钗斛三钱 归身三钱 桑枝三钱

陆先生 头眩，呕酸，多梦，是肝胆为病，从火化，故引饮。

一月廿日

滁菊钱半　独活八分　桑枝三钱　佐金丸吞,四分　钩尖三钱,后下　赤芍钱半　蒺藜三钱　归身三钱　橘红络各一钱　栀皮钱半,姜炒

刘先生　头眩,耳聋,均从胆府来,幸而今年未服茸。否则早已不救,面有火色,胆气上逆,恰恰与鹿茸相反。其补甚于砒霜,寐中被压,是魇。　二月十四日

鲜生地四钱　钩尖三钱　淡芩八分　木香钱半　川连三分　生石决三钱　桑芽三钱　赤芍钱半　滁菊三钱

综观各案,凡头痛、头眩、牙疼、目眵、耳鸣、呕酸等,皆肝阳胆火上燔之故,统名之肝阳,脑神经兴奋热化之病候。肝胆以下行为顺,其因气候燥或因血燥血少,皆足以致肝胆上逆。间接足以影响胃纳不良,皮肤病,以及经行不调等病。药治如钩藤、决明、桑芽、菊花、胆草等,皆平肝降逆弛缓神经之剂。他如生地、石斛、洋参之养血凉血。川连、黄芩等苦寒,随所见证状而布置。除猺桂之辛热引火下行外,断无用热药之理。刘案拟服鹿茸,性热而上升,与肝阳病恰恰相反。其补甚于砒霜,信哉!

药盦医案卷六

武进恽铁樵著

子道周藏稿

受业江阴章巨膺注释

妇女门 月经

王奶奶 经行后期，脉弦而弱，是血少也。

二月十二日

大生地三钱 归身三钱 绵仲炒，三钱 赤白芍各钱半 制香附三钱 云苓三钱 砂仁研，八分 丙种宝月丹二小粒，吞服

周奶奶 舌色抽心，月事不调，经色黑，腹胀，头昏，当柔肝。 十月十九日

滁菊钱半 子芩六分 赤芍钱半 制香附三钱 佐金丸四分 钩尖三钱 归身三钱 延胡六分 大生地三钱

舌中心有裂纹如鸿沟一条，谓之抽心苔，为甚深之肝病，故以柔肝法。

一诊 肝乘脾,故腹鸣,肝逆故经不调。因虚经一月再行,更虚故面色不腴,似乎无病,却非细故。

十月廿二日

制香附三钱 逍遥丸钱半
潞党参一钱 炒白芍钱半
青陈皮各一钱 大生地三钱
佐金丹三分 白归身三钱 鲜佛手一钱 广木香二钱

胡奶奶 色脉均平正,而经不调,时而头痛。责其肾虚,予清上实下。

归身三钱 赤芍钱半 菟丝子三钱 煅龙齿三钱 川芎一钱 枸杞三钱 佛手一钱 怀牛膝三钱 炒绵仲三钱

时而头痛,有肝阳上泛,故清上,责其肾虚,故实下。

毛奶奶 经一月两次行,面色不华,余无他病。然为病甚深,倘不知摄养,行且成瘵。 一月十七日

大生地四钱 草薢钱半 炒绵仲三钱 归身三钱 琥珀四分,研丸,吞

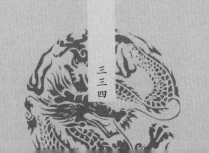

人参须钱半　天冬三钱　炒车前三钱　菟丝三钱

二诊　现在色脉皆好，又在盛年，倘能摄养，无病不除。　　一月廿三日

归身三钱　枸杞三钱　炒绵仲三钱　桑椹三钱　菟丝三钱　天冬三钱　莲须钱半　炒车前三钱　橘络钱半

何奶奶　经一月再行，且淋沥不净，溲频，溺道痠，舌绛，五更欬，肺肾皆热。

炒子芩一钱　大生地三钱　川芎五分　杏仁三钱　绵仲三钱　炒车前三钱　地骨皮三钱　沙参钱半　草薢一钱　归身三钱

此现代所谓月经过多证，原因为子宫肌肿，或输卵管炎，其舌绛，断为肾热，与西说相合。

尚奶奶　经行后期，小腹痛脉，舌平正，微见虚，痛是感寒。　　一月六日

全当归三钱　赤芍钱半　蚕砂三钱，包　丙种宝月丹二小粒　紫丹参八分　延胡六分　荆防各八分，炒

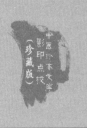

陈奶奶　经行七日不净，小腹痛，是当止之。

二月十三日

制香附三钱　归身三钱　红花钱半　炙草六分　桃仁泥钱半　赤芍钱半　延胡六分　另阳和膏一张，贴痛处。

云是当止之，而处方是桃仁、红花通之，是必经行有瘀块，合之小腹痛，审其有瘀积，以通为止之法也。

姚右　经行淋沥不净，已一月余，脉舌均有寒象。当补以固之，然血分不清，根治颇费周折。八月廿三日

炒荆芥五分　归身三钱　滁菊钱半　潞党参二钱　制香附三钱　蒺藜三钱　枸杞三钱　菟丝子三钱　炒车前三钱　佛手一钱　绵仲三钱　赤白芍各钱半

二诊　经淋漓不净，而腹部较大，胸脘亦闷，脉无喜征，补则闷甚，通则虞其成

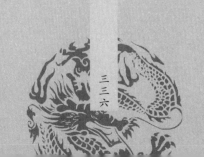

崩。　　　八月廿六日

制香附三钱　赤芍钱半
归身三钱　宿砂仁八分　佐金
丸四分　川芎八分　潞党三钱
赤白苓各三钱

前方补以固之，得药而闷，病者疑是漏经胎，而脉无喜征。假合是喜，前方当能受。今既闷，补之不相当。若以通为止，则虞成崩。认定参归补法，参以行气之品。

王奶奶　面色尚佳，爪下郁血，腹胀经不行，脉带数，血行不及四末。心房弛张，增速以为救济，殊可虑。

二月十四日

全当归三钱　制香附三钱
炒绵仲三钱　红花钱半　炙
鳖甲三钱　炒荆芥四分　桃仁
泥三钱　赤芍钱半

寥寥数语，说得明白如话。准此岂仅腹胀经不行，必有心悸等疾患。

缪小姐　眉心痛，舌苔中黄，值经行，耳肿，拟大柴胡下之。候其色脉，病殊不廉。

柴胡六分　归身三钱　枳实八分　炙草六分　生军四分　杏仁三钱　法夏一钱　薄荷一钱，后下

肝阳胆火上炎，影响经行不畅。借大柴胡用于此种病候，可谓灵巧，薄荷一味，更见巧思。

二诊　经行不多，后脑痛，心跳，耳鸣，是肝阳胆火，当苦降。　二月十五日

归身三钱　赤芍三钱　云苓神各三钱　炒车前三钱　川连三分　延胡六分　金铃肉炒，六分　炒绵仲三钱

三诊　诸恙悉差，耳痛不止，且觉重听。此是胆火，决不聋，需以时日自愈。

归身三钱　赤芍钱半　法半夏钱半　当归龙荟丸三分，吞　延胡六分　橘络钱半　括蒌仁五分，去油

王奶奶　爪下血色紫是郁血，经不行，舌见寒象，腹痛泄泻，亦是寒，当温。

炮姜炭三分　菟丝子三钱　赤芍三钱　归身三钱　桂心三分　研丸吞

制香附三钱 炒绵仲三钱 延胡八分 枸杞三钱

经不行,爪甲紫为郁血,当通,并见寒证,当温,温通以行经,此法西药所不备。

陈奶奶 头痛因经行不畅之故,此因冲任不通,冲脉上通颠顶,故其痛在头。年深月久,则头部因积瘀生虫,名曰天白蚁。所以然之故,流水不腐,渊停则为大患也。 八月廿六日

全当归三钱 丹参一钱 蒺藜三钱 延胡索六分 金铃肉六分 天麻三钱 赤芍三钱 怀牛膝三钱

此案病理,说详妇科大略。

章奶奶 脉不虚,惟凝结责责然忤指,此因有积瘀之故,冲任不通畅。

归身三钱 薄荷一钱 炙鳖甲钱半 制香附三钱 白芍钱半 炙草六分 大生地三钱 黑荆芥五分

所谓冲任不通，以现代说理，当是子宫后屈，或子宫狭窄之官能障碍，因而积瘀致月经困难也。在法当通，宜桃仁、红花之属，此方殊觉平淡。

二诊　冲任有病，病根在肝，现在颇见虚象。痛是因不通，通却虑崩，难治。

全当归三钱　茯神三钱　大生地四钱　佐金丸四分　淡芩七分　炒荆芥四分　防风六分　制香附三钱　炙鳖甲三钱

三诊　得鳖甲，腹反不痛，可知痛正因不通，经多亦因一部分不通。故药后经止，青色亦退，是其证据。右手脉大，属肝阳。

二月三日

滁菊二钱　炙鳖甲三钱　佐金丸四分　逍遥丸钱半　归身三钱　钩尖三钱　大生地四钱　生石决三钱　制香附三钱　绵仲三钱

蒋奶奶　全体见贫血证象，脉虚，漏不已，行且成崩，其泛恶亦虚证。

太子参钱半　牛角腮醋炙,三钱　炒白芍三钱　绿升麻醋炒,三分　归身三钱

细生地三钱 制香附醋炒,三钱 泡姜炭二分 赤石脂煅研,三钱 川芎五分

此已是崩漏,气血并虚之候。处方是治崩正治之法。

沈奶奶 经行如崩,旋即淋漓不净,腹鞕有块,腹鞕腿脚均肿,面色不华,气急舌光,此为肝与冲任并病。将来有甚危险之变化,从速维持藏气,不得再行戕贼。

八月十八日

制香附三钱 砂仁八分,研 枸杞子五钱 桂心一分,研丸吞 炒绵仲三钱 橘皮钱半 朱茯神三钱

腹鞕,腿脚均肿,气急舌光,崩漏已成血瘅之候也。大量贫血,目前已甚危险。

二诊 色脉较昨日为佳,病不见减,病深本非旦夕可愈。虚甚当固经。

制香附三钱 人参须八分,另煎 川断三钱,炒 归身三钱 大生地三钱 生(牛)角腮三钱,醋炙 绵仲三钱,炒

三诊　经略减，却见胸闷腹胀，病在肝脾不能运，强止无益。似乎有如痢状，是新添外感所致，亦必须兼顾。　　　　　八月廿日

逍遥丸钱半　归身三钱　宿砂壳八分　大生地三钱　制香附三钱　炙草六分　茯苓神三钱　鲜藕汁一杯

四诊　病略差，经尚未净，面色略转。所惜者，经病治之虽效，又添痢疾。

逍遥丸一钱　大生地三钱　赤白芍各钱半　橘络钱半　当归身三钱　制香附三钱　西洋参钱半　茯苓神各三钱　木香钱半　鲜藕汁一杯

毛右　倒经已三次，发病每于产后，是肝逆也。　　　　　八月廿三日

制香附三钱　鲜生地三钱　滁菊二钱　归身三钱　川连三分　金铃肉六分　怀牛膝三钱　钩尖三钱　赤芍三钱　童便半杯

二诊　倒经未除，咽痛，脉数，肝逆血热，虽泻当清。　　　　　八月廿五日

丹皮钱半　赤芍三钱　制香附三钱　金铃肉六分　怀牛膝三钱　延胡一钱　桑枝三钱　佐金丹四分　细生地三钱　炒荆芥五分

三诊　呕血不止，心荡，脉数，此不是倒经，照例倒经并不痛苦，且亦无有止之不止者。是当作薄厥论。

八月廿七日

地榆炭三钱　侧柏炭一钱　炙荆芥四分　炒赤芍三钱　龙眼肉十粒　棕皮炭三钱　炒槐米三钱　炒当归三钱　怀牛膝三钱

四诊　血止，气平，脉数差减。现苦欬剧音哑，是金空之候。病已出险，伤元为难。

茜根炭三钱　细生地三钱　麦冬三钱　橘络钱半　川象贝各三钱　地榆炭二钱　白归身三钱　杏仁三钱　藕汁半杯

此病先从倒经治，其后致呕血，胥是肝胆上逆。血止之后，苦欬，肺虚而热，此后尚有四诊。咸是清肺止欬，不涉本题病候，删去不录。

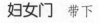

妇女门 带下

胡奶奶 色脉均佳,黄带是湿热,湿热不向上行,故藏气无影响。然当及今防制,使勿上行乃得。

一月十三日

川连三分 萆薢钱半 橘红钱半 炒车前三钱 归身三钱 杏仁三钱 象贝三钱 赤猪苓各三钱

陈奶奶 小腹痛,冲任有瘀也。黄带是湿热,亦即因经络不通而有。

制香附三钱 川芎五分 车前三钱 赤白芍各三钱 白归身三钱 防己三钱 琥珀四分,研丸吞

二诊 初起经前后皆小腹痛,在非经前亦痛,痛则牵引及全身,倦甚者较难治,因肾热也。 二月廿六日

防己三钱 延胡六分 制香附三钱 绵仲三钱 丙种宝月丹二小粒,吞服

莲须钱半　川连三分　炒车前三钱　赤芍钱半

倦甚当是体力衰疲，因带多，湿热下注。维他命B亦缺少，日因肾热，意不相属。

张奶奶　腰疲多带，经阻两月，别无病证。腹不胀，当是孕。黄带是湿热，极难治。

草薢三钱　车前三钱　白芍三钱　桑寄生三钱　石苇钱半　川芎一钱　琥珀四分，研丸吞

尤奶奶　白带下，历时已久，腰疲奇甚，肾虚，湿浊下注，良不易愈。

四月廿日

云苓三钱　菟丝子三钱　石苇钱半　泽泻一钱　枸杞三钱　炒绵仲三钱　草薢钱半　琥珀四分，研丸吞

冯小姐　赤白带下，面色萎黄，腰疲胫疲，肾虚之候也。室女正当发荣蕃秀之令，不当有此。

五月十六日

归身三钱　云苓三钱　菟丝三钱　莲须钱半

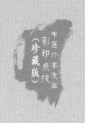

潞党三钱　绵仲三钱　枸杞三钱　琥珀四分，研丸吞

曹奶奶 面色萎黄，脉涩，爪下色不华，是血少也。虽云产频积弱，亦带多所致也。腰痠，胃呆，便结等证，肾原因于此。　五月廿日

归身三钱　砂仁八分　大熟地三钱　枸杞三钱　石苇钱半　川芎一钱　白芍三钱　炒绵仲三钱　菟丝三钱　云苓三钱　潞党三钱　琥珀四分，研丸吞

妇女病带下者甚多，因此而求治者却少。每于别种病候兼及之，故此类病案不多觏。其病源是脾肾虚弱，多为湿热湿浊下注。久久不治，往往见腰痠、胫痠、贫血、胃呆、便秘、月经不调不妊等证。西籍谓此病是生殖器官局部发炎之诱发证，如外阴部、阴道、子宫内膜等发炎，以及子宫癌肿、输卵管炎等。故投以消炎之品，亦有效。中药以健脾、补肾化湿、清浊，实正本清源之治。然则旧说肝经火炽，脾经湿胜，命门之火，任脉之虚等说理，与夫解肝木之火郁，泄命门之相火等治疗，要当改进也。

妇女门 胎前

沈奶奶 手凉,脉数,舌露底,是虚。经阻四月,右脉滑,微泛恶,形寒,是孕。

炒绵仲三钱　大生地四钱　炒子芩一钱　川芎六分　菟丝饼三钱　桑寄生三钱　炒荆芥八分　白芍三钱

脉滑,泛恶,形寒,自是怀妊确证。

徐奶奶 经阻,脉滑,胸闷,泛恶,是喜征。腰痠腹痛,须防堕。

桑寄生三钱　炒绵仲三钱　赤苓三钱　归身三钱　青陈皮各一钱　菟丝子三钱　炒荆芥八分　枸杞三钱　车前三钱

冀奶奶 经阻近三月,脉气不宽,腹坠痛腰痠诸证,均昨日起。假使动胎,亦不如是之速,姑予养营。

归身三钱　川芎六分　菟丝子三钱　炙草六分

绵仲三钱　枸杞三钱　桑寄生三钱

二诊　诸证均见差减，脉亦较有起色，当不致见红，其头眩从肝阳治。

钩尖三钱　桑枝三钱　绵仲三钱　菟丝子三钱　滁菊钱半　归身三钱　枸杞三钱　炒子芩六分

沈奶奶　容易流产，是滑胎，脉滑气宽，更容易受胎，此当补。补之程途，近则免流产，远则可免孕。

潞党三钱　菟丝子三钱　大生地三钱　天冬三钱　滁菊二钱　归身三钱　焦白术一钱　炒绵仲三钱　橘皮钱半　白芍三钱

张奶奶　孕九月余，脉软无动滑意，照例当即产。但日数未足，若发动却是难产，须亟予安胎，其痛当止之。

全当归三钱　桑寄生三钱　大生地四钱　炒绵仲三钱

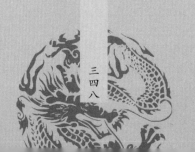

苎麻根三钱　制香附三钱　菟丝子三钱　江西子一钱，米炒　炒子芩八分　炙黄芪三钱　生乳香三分，去油

蒋奶奶　孕七个月，先有黄带，后动胎。昨日下血甚多，两脉均无滑意，是胎元与母体已脱离关系。当然留之不住，但虽有血块，胎尚未下，胎不下，则血不止，甚为可虑。

生熟地各三钱　归身三钱　炒绵仲三钱　潞党三钱　菟丝三钱　杭白芍炒，三钱　云苓三钱　炒子芩一钱　炙芪三钱　枸杞三钱

云留之不住，当然通之，然用药却纯是补剂。盖气血足，则死胎自下。假令胎元未损，亦尚得保全，此与《临证笔记》庄氏流产案同理。

陈奶奶　漏胎，经十个月不行，腹不加大，色脉均佳，必须止血，乃能长成。

全当归三钱　桃仁钱半　枸杞三钱　蒺藜钱半　炒绵仲三钱

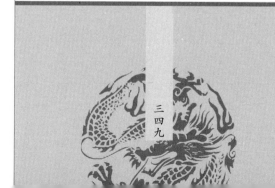

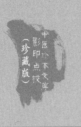

制香附钱半　红花钱半　羌活三分　菟丝三钱　甲种宝月丹一粒

二诊　漏胎，药后，此月未漏。然稍久恐仍不免，当行血，亦从治也。

桃仁钱半　枸杞三钱　炒绵仲三钱　菟丝子三钱　青陈皮各一钱　赤芍一钱　红花一钱　制香附三钱　全当归三钱

既有孕而月事仍行，谓之漏胎。云止之，而用桃仁、红花行血，以通为止。理同旁流用承气。

于奶奶　确是喜脉，孕十九个月不产，面有火色，肝胆皆逆。故头痛，所以不产。因初起八个月经仍行之故，例须补足。然后瓜熟蒂落，此亦推测之词。若是葡萄胎，便难矣。

鲜生地五钱　元参钱半　茯神三钱　炒江西子一钱　炒子芩八分　赤芍钱半　归身三钱

陶奶奶　孕六个月，病才七日，大汗亡阳。手冷过肘，欬嗽气急，脉细无胃气，腰

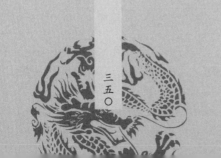

瘦骨楚，生命危在呼吸。胎脉不见，恐胎儿与母体脱离关系。若见红，则母子两伤不保，一发千钧。能否挽回，实无把握，勉强知不可为而为之，以尽人事。

大生地三钱　高丽参八分　桂枝三分　五味子三分　杏仁三钱　桑寄生三钱　制附块八分　白芍钱半　炙苏子三钱　吴萸四分

不知始为何病，七日而致如此，危笃之亡阳证。见证用药，应付急剧之局，考之产科有子宫破裂，证状有如此者，不知是否，果尔死不治。

二诊　手足略温，汗略敛，气急平。然只减十之二三，汗黏，手与足仍带凉，喉痛气痛，气虽略平，仅能平卧而已。危险依然，委实难治。　　二月十九日

制附片八分　桂枝三分　归身三钱　杏仁三钱　炙草六分　细生地四钱　白芍二钱　牡蛎三钱　贝母三钱

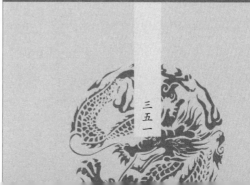

妇女门 产后

沈奶奶 产后手麻,是血虚,湿重,无险,却不能即愈。 二月廿七日

归身四钱 防己三钱 橘红钱半 蔻仁四分,研 制香附三钱 云苓三钱 法夏钱半 茵陈二钱 荆芥四分 制川朴三分

李奶奶 色脉均平正,苦不成寐,心慌,病起于产后,亦血不养筋之证。

细生地四钱 天麻三钱 川连三分 蝎尾二分,炙研冲 沉香末六分,研冲 钗石斛三钱 钩尖三钱 知母一钱 阿胶三钱,蛤粉炒 桂心二分,冲

以上产后血虚之病例,李案不寐,因于血虚,似非川连、猺桂所宜。

俞奶奶 产后经淋漓不净,血色鲜红,初少,现在腹胀痛,此崩之渐也。头眩目花,虚象已见,急止之。 三月廿三日

牛角腮三钱,醋炙 丹皮钱半 炮姜炭二分 炒子芩一钱 炒槐米五钱

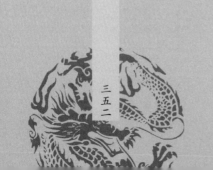

赤石脂三钱，煅研　川芎四分

陈棕炭五钱　人参须钱半

产后恶露不净，腹虽胀痛，想无瘀块，故纯以止法。

沈奶奶　舌苔黄，脉滑，产后三日。大腹痛，呕。因瘀而痛，因热而呕。

桃仁三钱　丹参钱半　制香附三钱　佐金丸四分　红花钱半　赤芍二钱　全当归三钱

二诊　舌苔甚不平正，青黄灰腻并见。脉尚勉强，药后恶露较多，呕痛未除，产后当慎食。一月廿五日

丹参一钱　桃仁三钱　炒荆芥五分　竹茹钱半　川连三分　淡芩五分　炙乳香三分　赤芍二钱　牡蛎三钱　枳实一钱　制香附三钱

此产后有瘀，必恶露未净，故取生花汤法。

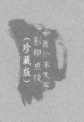

罗奶奶　产后十三日，右胯骱痠楚，如有筋掣，亦有块，不良于行。小腹亦痛，面色微行不足，是有凝瘀在络。地位稍下，药效较难，拟里外兼治　　十月廿日

全当归三钱　川芎六分　延胡六分　左秦艽钱半　大生地三钱　丹皮一钱　桃仁钱半　赤白芍各钱半

另用　羌活三钱　防风三钱　艾叶一两　乳没药各一钱　桂枝三钱

以上各味研末摊布上缚上腹，并以热水袋熨之。

产后瘀血入络，失治于初。贻兹大患，内外兼治，当有良效。

李奶奶　产后二十余日，血从大便出，有结块，有寒热，舌色平正，无寒象，脉濡软，是当止之。

　　　　　　　十一月廿五日

归身三钱　炙草六分　炒槐米三钱　棕皮炭三钱　黑荆芥七分　川芎四分　白芍三钱　制香附三钱　大生地三钱

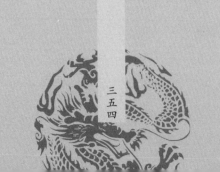

蔡奶奶 产后形寒发热，骨楚，面色灰败，舌色亦岁，脉尚滑数，腹有癥结。

桃仁钱半 红花钱半 赤芍钱半 炒荆芥四分 制香附三钱 归身三钱 秦艽钱半 枳实一钱 炒郁金一钱

上两案皆产褥热证，瘀血为病之症结。

朱奶奶 产后匝月，初经西医治愈，旋又发热，曾取温剂，继之以冰，体工不胜其扰，藏气为乱，致气急鼻扇，脉尚无他，脉虽好，不足为据。因心房不病，故脉无恙，其气急，实是急性肺病。此为最吃紧，其余各证，姑从缓治。十月十九日

炙鳖甲三钱 炙紫苑（菀）钱半 炒乌药一钱 杏仁三钱 归身三钱 炙苏子三钱 炙桑皮钱半 炙甘草六分 象贝三钱

既云藏气乱，而致气急鼻扇。又云是急性肺炎，药治又非肺炎之治。二诊又用摄纳肾气法，枪法紊乱。盖产后坏病，殊难着手也。

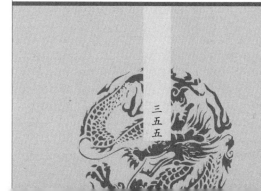

二诊 仍气急鼻扇，舌绛而干。脘痛略平，脉亦略好。但支气管炎证不除，总是危险。　　十月廿日

炙鳖甲二钱　炙苏子三钱　赤芍钱半　炙紫苑（菀）一钱　炙桑皮一钱　炒乌药八分　杏仁三钱　炙乳香三分　白归身三钱　桃仁泥三钱　牡蛎三钱　蛤蚧尾五分，炙研冲

傅奶奶　产后两月，迄不得健。面色不华，脉舌均有热象，腰痠乏力，就病证言之，是内肾太热，小腹两旁痠，是子宫亦有病。

一月廿二日

天冬三钱　绵仲三钱　丹皮一钱　茵陈钱半　菟丝子三钱　云苓三钱　泽泻八分　归身三钱　萸肉八分　炒车前钱半

二诊　病略差，鼻准不亮，寐不酣，矢燥结，内热奇重，腰痠不任劳，确是肾亏。

高丽参八分　菟丝三钱　丹皮一钱　归身三钱　车前三钱

大生地三钱　绵仲三钱　天冬
三钱　滁菊钱半　知母一钱

三诊　产后经频行十数
日或二十余日，腰痠补后略
有起色。面色稍好，脉仍不
和，虚甚当再服。二月六日

高丽参一钱　制香附三钱
归身三钱　知母一钱　大生
地四钱　炒子芩八分　绵仲三
钱　天冬三钱　丝瓜络钱半
炒车前三钱　滁菊钱半　法夏
一钱

吕奶奶　脉调，舌有虚
象，产后乳少，不宜冷食。

十月廿一日

生麦芽三钱　炒白芍钱半
归身四钱　七孔猪蹄一个
炙草六分　大生地三钱　炒绵
仲三钱　方通八分　王不留行
三钱

席奶奶　乳脉非不通，
体质亦不虚，是乳量只有此
数。勉强补血，冀得增多。
但恐不能必效。八月廿六日

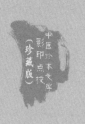

大生地四钱　归身三钱
生麦芽三钱　龙眼肉十粒

上两案产后乳少者以补法之例。但乳少若因青年初产或中年以上产妇，或脂肪过多者，或发热者，或重病之后，又或乳腺萎缩者，补之亦无效。

唐奶奶　三个月流产，面色不华，脉有热象，法当补益。　　八月廿二日

高丽参一钱　归身三钱
菟丝子三钱　炒绵仲三钱　大生地三钱　炙草六分　制香附三钱　橘红络各一钱

二诊　色脉却尚平正，惟不受补，血已止，微欬不知饥，宜侧重养阴。

大生地三钱　归身三钱
牡蛎三钱　炙草六分　毕澄茄三分　制香附三钱　川贝三钱
橘络钱半　绵仲三钱

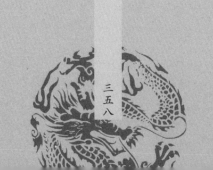

妇女门 癥瘕

王奶奶 脉微，舌干，面色不华，患肝气窜痛，有瘀块，时大时小，是为肥气，然病不止肝经，难治。

十月十四日

杭菊钱半　蒺藜三钱　独活六分　佐金丸四分　天麻三钱　郁金一钱　防风六分　制香附三钱　川楝六分　归身三钱　赤芍钱半　青陈皮各一钱

二诊　面色甚劣，黄而瘠，经阻不行，脉少胃气，舌根无苔，虚甚不可通经，小通不行，大通则崩也，当补。

十月十八日

潞党钱半　赤芍钱半　川芎六分　绵仲三钱　括蒌皮钱半　天麻三钱　归身三钱　枸杞三钱　杏仁三钱　细生地三钱

此有形有质之癥也。不仅肝气，且有积瘀。虚甚不可攻，先议补，待机通之。

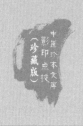

朱奶奶 腹痛瘕块,隐现不常,当疏肝调气。

十二月十八日

制香附三钱　赤芍钱半　郁金一钱　朱茯神三钱　白归身三钱　木香一钱　桃仁钱半　青陈皮各一钱

二诊　脉气不宽,舌质绛,血热而虚,腹瘕剧痛,此病恐不止六个月,一时不能遽消。　十二月廿一日

潞党参钱半　制香附三钱　归身三钱　查(楂)炭三钱　青陈皮各一钱　生乳香三分　细生地三钱　木香一钱　腹皮三钱

三诊　腹痛有瘕,瘕散则略可忍。聚则剧痛,痛连尻,气下坠,溲不自禁,面色略黄,舌苔自可,稍有热象,脉软不鼓指。前曾攻血,血下瘕除,不久又发,痛处在小腹正中。十二月廿三日

制香附三钱　川芎一钱　归身三钱　炙芪三钱　桃仁泥三钱

大生地四钱　木香一钱　白芍三钱　红花钱半　炙乳没各五分

四诊 瘕散痛止，惟热甚，舌苔深黄，胃呆，多饮，便闭，即因胃热之故。

大生地三钱　炒白芍钱半　沙参钱半　知母一钱　佛手柑一钱　制香附三钱　白归身三钱　炙芪钱半　川连三分　生乳香五分

腹中有块，隐现不常，是属瘕，关系肝气。气不调而血有所凝，故有血瘕之名。攻之而虚，故后步有溲不自禁，气下坠，反应见热象等证。

顾奶奶 面色微形不足，腹有瘕，是肝虚，舌苔略剥，经尚正路，拟理气。

制香附三钱　归身三钱　绵仲三钱　川芎一钱　大生地三钱　硃茯神三钱　天麻三钱　赤芍三钱　砂仁八分　青陈皮各一钱

刘奶奶 经阻四月，面黄，脉虚。腹中有块，大非轻证。　　　　一月六日

逍遥丸三钱　炙鳖甲三钱　菟丝子三钱　归身三钱

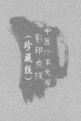

人参须五分　制香附三钱　炒荆芥七分　绵仲三钱

赵奶奶　经行腹痛有块，两腿腰背均痠，色脉无恙，病在冲任。　　二月九日

制香附三钱　天麻钱半　归身三钱　丙种宝月丹二小粒　炒绵仲三钱　赤芍钱半　车前三钱　广郁金一钱

二诊　经行腹痛，腰腿痠，乳亦痛，腹中有块，并见头眩眼花，病在肝肾。肝不能调血，肾不能作强，故有癥瘕，不任劳剧。

　　　　　　　　二月十一日

佐金丸四分　炙鳖甲钱半　桑枝三钱　绵仲三钱　丙种宝月丹二小粒　制香附三钱　菟丝子三钱　炙芪三钱　归身三钱　滁菊花钱半

三诊　三月二日

原方加钗斛三钱，鲜生地三钱，龙胆草二分。

以上诸案，皆肝肾并虚，而为腹瘕之疾，或则影响及于消化器官而为苔剥胃呆，或则病涉冲任而为月经困难。治主病当调补肝肾。今西法多以开割为能事，皆危险而未必有效。

范奶奶 脉不甚起，面色亦形不足。右乳结核，阅时一年，已大如鸭卵，此是肝肾证。有形者是块病，不仅是块，割去此块，危险而未必有效。　　三月十七日

　　制香附三钱　炒白芍三钱
　　绵仲三钱　丙种宝月丹二小粒，吞　细生地三钱　佐金丸三分　归身三钱

沈奶奶 脉全无胃气，舌苔厚有热象，腹瘕已十余年。无生命之险，而不得健。春天尤不适，肝病也。

　　　　　　　三月廿二日

　　制香附三钱　归身三钱
秦艽钱半　金铃肉炒，六分
炒绵仲三钱　佐金丸四分　元参钱半　郁金一钱　赤白芍各一钱

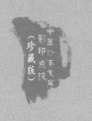

妇女门 杂病

李奶奶 唇光,脉软,气急,经不调,腹胀,病从受惊受湿起。合之见证,乃肝脾为病,甚深,颇不易取效。

八月廿日

潞党参一钱　制香附三钱　云苓四钱　苡仁四钱　焦白术一钱　逍遥丸一钱　归身三钱　炙草五分　细生地三钱　宿砂壳六分　牡蛎三钱　木香钱半

二诊　色脉均较前诊为佳,据说药后诸恙差减。因剧劳,复见血块,舌有虚象。脉尚可,仍当补益。

八月廿二日

潞党参一钱　绵仲三钱　归身三钱　细生地三钱　茯神三钱　制香附三钱　川芎四分　木香一钱　菟丝饼三钱　炙草六分

毛奶奶 昨发肝气,今日面色甚劣,脉尚无他,经当止,肝气当疏达。

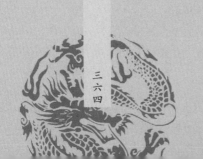

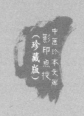

人参须钱半　归身三钱

吴萸三分　查（楂）炭三钱

炙乳香三分　制香附三钱

木香钱半　绵仲三钱　砂仁五分　青陈皮各一钱

二诊　诸恙均见差减，颇见虚象，面色较前为佳，仍从原方进退。八月廿五日

人参须钱半　菟丝子三钱　绵仲三钱　枸杞三钱　佐金丸四分　制香附三钱　滁菊一钱　莲须钱半

上案为妇人通常习见之病候，或肝肾虚，或贫血，或肝旺，并补气血，兼平肝调气。为常用恒用之法。

何奶奶　脉缓软，舌根苔花，疲甚，更无他病证。据舌色是胃病，疲乏是肾病，恐成懈怢。　八月廿四日

制香附三钱　绵仲三钱　丝瓜络钱半　虎骨四勋斤钱半　毕澄茄四分　归身三钱　赤白苓各三钱

懈怢者，了无病候，胃纳二便均调，但疲乏无力耳。当是大量缺乏维他命B之候。

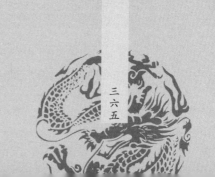

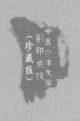

王奶奶 肝胃病甚深，胃不能化，恶心与泻，皆胃之反应。带多经不调，乃肝之病候。　十月十六日

人参须钱半　川连四分　吴萸三分　青陈皮各一钱　制香附三钱　枳实八分　天麻三钱　杭菊钱半　细生地四钱　蒺藜三钱　归身三钱　琥珀四分,研吞

二诊　脉甚佳，舌苔未化，虽饥不可多食。不宜进不消化之物，带饿可以养胃，因胃病深也。　十月十九日

人参须钱半　白芍三钱　炙草六分　枸杞三钱　竹茹钱半　白归身三钱　橘络钱半　绵仲三钱　枳实六分

肝病而涉及胃病，亦妇人最多之病候，病在消化器官也。

钱奶奶　小腹胀，溲频数，大便不爽，此系寒从下受，当里外并治。为时已匝月，

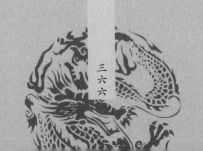

至少须三数日乃愈。

川芎一钱 赤苓三钱 木香钱半 獖桂心一分 另阳和膏一张，贴小腹。 红花一钱 归尾钱半 绵仲三钱 炒车前三钱 滋肾丸钱半

二诊 病较好，经未净除，仍小腹痛，腰痠。

制香附钱半 滁菊钱半 川芎一钱 獖桂心一分，研冲 金铃肉六分 归身三钱 萆薢钱半 滋肾丸钱半，入煎

盛奶奶 腹痛，脉软，何以软，为痛在下也。何以痛，因感寒血气奔集以为挽救。因寒不得通，不通故痛，何以知之？为小腹冷也。

二月十日

归身三钱 赤芍 制香附三钱 丙种宝月丹三小粒 查（楂）炭三钱 木香 青陈皮各一钱 另阳和膏一张，贴小腹。

腹痛法当脉弦急，今乃脉软，何以故？释为痛在下，气血奔集为感寒之反应。解释所以痛之故，俱牵

强不圆。

陈奶奶 腹胀、肢麻、面肿、舌花、盗汗、发热。偏身见贫血证象。其先因产后漏不止,旋愈。近乃患此,是全身贫血,却是局部郁血,元气大亏,难治。三月十日

人参须钱半　细生地三钱　归身三钱　炙鳖甲二钱　佛手一钱　银柴胡五分　制香附三钱　赤芍钱半　佐金丸三分　䗪虫二个,去翅足炙,研冲

据案所述,全是虚证,除非经行有瘀块,断为局部郁血。然而全局为大,似非攻法所宜也。想得此药见气急,故下案如此云云。

二诊 面部浮肿,脚亦肿,脉虚甚,明知是局部郁血,却不能攻。因虚甚,攻则气急。凡攻后见气急者作败证论,故当另设法。脉溢出寸口,银胡亦在可商之列。

归身钱半　天冬三钱　炒川连三分　龟龄集二分,冲

白芍一钱　牡蛎钱半　制香附一钱　童便一杯,冲

此病重笃,岂但柴胡在可商之列,加入川连亦未必熨贴。

陆奶奶　右脉弦,左脉沉涩,沉为在里,涩为荣气少,弦为急痛,为肝病。得兴奋药针头痛,为胃气上逆。呕吐为肝乘脾,其痛绕脐,虽左右不定,意当偏左旪多。若痛块有边际,当作蛔治。今按之而响,如漫肿无畔岸,痛作则填起,痛止则消失,是奔豚也。气与蛔皆当从厥阴治。一者止呕,二者定痛,疏达为主。

乌梅丸八分　归身三钱　姜夏钱半　乳没药各钱半,生用大通草同研　制香附四钱　川连四分　茯神四钱

二诊　小腹块痛,止之不应,胃气上逆,因而作呕,乃胃不能降,所以呕也。拒按而有水声,此是奔豚之证。舌干带虚象,温之必不受,殊难治。　　三月廿日

紫雪丹半分,冲　制香附三钱　鲜生地五钱　赤猪苓各三钱　茯神三钱

佐金丸三分，吞　金铃肉八分
延胡索二钱　乳没药各一钱

三诊　面有火色，脉细数，无阳和之气。多冷汗，据证情桂枝加桂可用。虽渴舌润，不引饮，是肾阳不能上承，非真渴可知。

三月廿一日

桂枝四分　牡蛎三钱　川连三分　猺桂心三分，研吞　吴萸三分　龙骨二钱　炙草六分　赤白芍各钱半

四诊　细数之脉是虚，便闭而呕，则藏气皆逆。假令是肾寒，则面色当黑。今反亮，是浮火在上也。气从下出，未尝非佳象。强镇不得，还是导之下行。

人参须钱半　云苓三钱　独活八分　川连三分　延胡索五分　制香附三钱　赤芍三钱　小朴三钱　泽泻一钱　猺桂心三分，研吞　巴豆霜一分　归身三钱　怀膝三钱　九节菖蒲四分

此病甚深，初诊用药，较有理致。其后随机应变，见证用药，一路开陈荡治之理，大可寻味（此节完）。

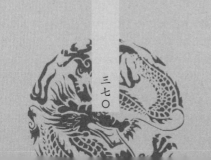

药盦医案卷七

武进恽铁樵著

子道周藏稿

受业江阴章巨膺注释

小儿门 痧疹

陆女童 发热见红点，泛恶，是将出疹，当达之。

十月廿六日

葛根钱半 淡芩八分 象贝三钱 香葱白二个 橘皮一钱 川连三分 茆根三钱 炙草六分 炒荆防各五分

二诊 痧子面部不见，头眩，口苦，舌尖绛。但头汗，热有起伏，宜外熨。

廿七日

茆根三钱 淡芩八分 炒香豉三钱 炙甘草六分 薄荷一钱，后下 桑叶三钱 杏仁二钱 炒牛蒡二钱 炒栀皮一钱

痧疹透发之程序，以先见于颌下耳壳前后，次显于面部，再达身躯四肢，乃为正型。今面部不见，必

他处先现,即不顺利。若遍身疹透,而面部竟不多,甚至面白者,名白面痧,有大危险。芫荽外熨法最良。

三诊 热不扬,痧点不透,胸闷,是病不得外达也。色脉尚无他,透之。 廿八日

葛根一钱 归身三钱 象贝三钱 橘红钱半 无价散半分,冲 茆根三钱 淡芩一钱 杏仁三钱 炙草六分

胸闷为痧邪未尽透达之一病机,前方透发剂太少,故疹点未能畅透。此方药力仍嫌其轻,无价散为透达痧痘特效药,半分之量,委实太少。

黄孩 欬不爽,遍身红点,舌色干绛,苔不匀,里热甚,初起即阴液干涸,是不可强责其汗,病奇重。有危险在后。 十二月四日

鲜生地三钱 葛根一钱 炙草六分 归身三钱 象贝三钱 无价散一分,冲 橘红钱半 淡芩一钱 竹茹钱半 杏仁三钱

初起即见阴液干涸,是抵抗力薄弱,本元不良者。

二诊　痧子已净,故热退神清,遍身作痒,舌绛。余邪为湿,当事分利。　五日

淡芩八分　枳实八分　秦艽钱半　赤猪苓各三钱　归身三钱　炙草六分　竹茹钱半　炒车前钱半

三诊　痧后再发热,项间有结核。热为余邪未清,核属虚,有成损之倾向,慎之。

归身三钱　炙草六分　杏仁三钱　煨木香一钱　赤芍钱半　象贝三钱　橘红钱半　桔梗六分　炙苏子三钱　云苓三钱

此孩毕竟是虚弱,寒热才几日,项间已有核,此核绝非痧邪未清之结毒。确系虚体之故。病后宜事补益。

童孩　欬不出,气急鼻扇,肺气将闭。闭则惊,开之则出痧,疹出为佳,否则险。

炙麻黄三分　葛根钱半　桑叶三钱　炒建曲一钱

光杏仁三钱　象贝三钱　橘红钱半　炒扁衣三钱

开场是肺炎,能断定将出痧疹,可谓洞烛先机。

二诊　欬甚剧,热旬日不退,微有汗,气急鼻扇不见轻减,此恐出痧子。宜避风吃素。　一月廿四日晨

葛根钱半　橘红钱半　杏仁三钱　枳实八分　竹茹钱半　法夏钱半　柴胡八分　象贝三钱　桑叶三钱　茜根三钱

三诊　欬嗽发热,兼见气急,欬剧成急性肺炎,亦宜防出痧子。　廿五日

葛根钱半　象贝三钱　橘红钱半　赤猪苓各三钱　黄芩八分　杏仁三钱　桑叶三钱　方通草八分

四诊　现在欬嗽,本极难治,因气候关系,常变急性肺炎,幸此孩是受热停食,恐出痧疹。须谨食调护,少予食物。　一月廿六日

黄芩八分　枳实八分　杏仁三钱　橘红钱半　荆芥七分　查（楂）炭三钱　梨皮一个　象贝三钱　桑叶三钱　薄荷一钱，后下

五诊　痧子出不透，热入营分，唇殷红，舌花剥，便溏，气急，啼无声，重险之候。

薄荷一钱　葛根钱半　象贝三钱　橘红钱半　炒牛蒡三钱　炙草六分　归身三钱　淡芩八分　桑叶三钱　无价散一分，冲

热至两候始出疹，并发肺炎之故也。气仍急，肺炎之势尚未杀。假令疹透畅密，肺炎之患，可望平定。

六诊　痧点虽透，唇殷舌光，神色昏蒙，仍有危险。

一月廿八日

葛根钱半　薄荷一钱，后下　川连三分　荆芥六分　象贝三钱　桑叶三钱　牛蒡三钱，炒研　橘红钱半　竹叶十五片　连翘三钱　淡芩八分　茆根五钱，去心　杏仁三钱　苏子炙，二钱

痧点已透，不言气急，危险成分已减。现在之证状是营分炽热。

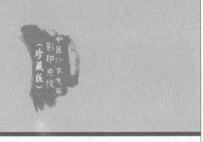

七诊 色脉颇好,神气亦佳,微形寒,是余邪未净,仍宜茹素。　一月廿九日

羌活四分　葛根钱半　杏仁三钱　荆防炒,各六分　淡芩六分　象贝三钱　炙草六分　茆根三钱,去心

马孩　此是瘰症,现在第十日。凡瘰症皆封眼,剧欬,壮热,此为应有证象。抓鼻是虚,咬牙是痉,乃入脑之象,最是危险。此为不应有症。热闭不得出,更助其传里,因而有此,证情万险,或者尚可挽救。但无把握。　二月十八日

葛根钱半　归身三钱　方通三分　象贝三钱　鲜生地三钱　茆根三钱　赤苓三钱　炙草六分　橘红钱半　杏仁三钱　生石膏钱半　淡芩一钱

西籍论淋症发疹之初起证状,以粘膜之炎症状态最著。鼻塞、喷嚏、清涕,乃鼻粘膜之炎症症状。目红含润,多泪,分泌增多,而致封眼,乃眼睑粘膜之炎症症状。咽肿剧欬,乃咽头喉头气管粘膜之炎症症状。呕吐泄泻,乃胃肠粘膜之炎症症状。凡此症状,却非每病必有,有喉头气管粘膜之炎症,而

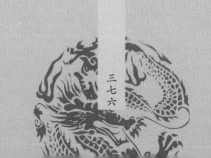

其他不见者。不必各症并见。封眼固属淋症所有，但淋症未必尽封眼也。时俗以淋症必须封眼者非也。此案殆各项粘膜炎症极著之候，而燥热之症状尤著，病毒奇重，阴伤亦甚。

二诊　溲多齿润舌光，便不当烦躁气急。今不尔，是将作衄，此是小逆。余外各切都正当，脉太数。

二月十九日晨

鲜生地三钱　归身三钱
连翘三钱　炙草六分　炙苏子三钱　茆根三钱　淡芩一钱
杏仁三钱　炒栀皮一钱　象贝三钱　薄荷一钱　茆花钱半

作衄，亦阴伤之证。现代所谓缺乏维他命C也。故用药迄未离鲜生地。

三诊　耳后肿，是瘟毒。其势甚暴，非从速消之不可，拟内外并治，冀得脱险。

二月十九日午

炒牛蒡三钱　马勃八分
胆草三分　银花三钱　炒竹茹钱半

炙僵蚕钱半　滁菊二钱　赤芍钱半　川贝三钱　甘中黄一钱

晨诊尚未有若何肿疡症象，而中午却见颐肿，其来势甚暴，痧毒亦重。案谓内外并治，但外治并未出方。中药可用金黄散、六神丸之类，西药之消肿膏依克度油膏亦验。

四诊　二月十九日晚

原方加乌犀尖三分磨冲，归身三钱，鲜生地四钱，胆草二分。

一日三诊，晚方进犀角地黄汤，其症必唇焦，齿干，舌绛、嘆热，乃邪热入营分也。

五诊　颐肿已略软，继续敷药，可免溃脓之险。痳回脉平，都尚无大坏象，即小小烦躁，亦属应有。惟面部仍有灌脓之瘰，此实不当有之物，亦未经见过有如此之甚者，深以为虑。

二月二日晨

鲜生地三钱　赤芍钱半　胆草一分　象贝三钱　炙苏子三钱　甘中黄一钱　知母一钱　银花三钱　川贝三钱　乌犀尖分半，磨冲

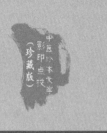

炙僵蚕钱半 归身三钱 杏仁三钱

昨日内外兼治，今颐肿已软，可免溃脓。是昨日三诊之赶赴时机，得弭患无形也，否则必成外疡。今日用药仍以犀角地黄汤为主，清化解毒诸药为副，可知燥热之症象必仍著。

六诊 麻回，音略哑，此是麻症当有证象。寐安有溲均好，大便尚未正轨，肠胃气化未复，故不退热，尚未可予以食物，只宜略进米汤，此外别无败象，须以时日当瘥。 二月二十日晚

归身三钱 炙草六分 细川连二分 茆根三钱 胆草一分 杏仁三钱 知母一钱 大生地三钱 川贝三钱 花粉一钱

七诊 颔下肿处已软，寐安脉甚和，粪溏色黄黏腻，比较昨日为正路。舌光是胃虚，此外无他，是已脱险。有此现象，当无虑，更有目疾。 二月廿一日

大生地三钱 归身三钱 橘络钱半 花粉一钱 赤白芍各三钱

草决明三钱　滁菊钱半　杏仁三钱　元参二钱

八诊　手常入口,是大虚之候。脉亦虚甚,麻已回,热尚未清,此时更服凉药,必增烦躁。当从权进补,冀不生枝节。　二月廿二日晨

钗石斛三钱　炙芪三钱　知母一钱　归身三钱　大生地五钱　姜半夏一钱　川贝三钱　杏仁三钱　橘红钱半　朱茯神三钱

九诊　麻症之后,热不清,夜间且略高,是虚热。音哑,口糜,目封,以上各节,惟口糜为最重要,因胃阴伤也。　二月廿二日晚

竹叶十片　滁菊钱半　生石膏一钱　知母一钱　川贝三钱　杏仁三钱　人参须五分

云虚热而予石膏,云胃阴伤而不予地斛,其实此诊之进行竹叶、石膏,极为确当。但与前案所言矛盾,未能自圆其说。

十诊 手动不已,频自抓唇,自是虚甚之候。昨药甚补,药后虽闷,能安寐,尚算能受补,是好消息。口中津液奇干,急须救津。不气急,亦尚未动肝风,当以培元为主。惟病太重,尚未能乐观耳。　二月廿三日

西洋参三钱　归身三钱
钩尖三钱　杏仁三钱　钗石斛三钱　川贝三钱　炙芪三钱
法夏五分　鲜生地三钱　天冬三钱　知母一钱

先一步竹叶、石膏以撤热,次一步石斛、生地以养阴,皆合法度。竹叶石膏汤中有参须五分,不能谓甚补之药。药后闷,或者是偶然的,口中津液奇干,却甚重要,乃阴伤之极,大量缺乏维C也。西洋参、鲜生地、钗石斛含维C极富,用于此处最为相宜。

十一诊 津液并不算干,脉数有胃气,惟不能酣寐。手自抓鼻,及两手自撑不止,昨夜大便两次,第一次纯青色,二次黄色,亦不甚正当。瘛则已回,论脉及

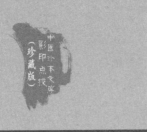

神气呼吸，均不坏。不能寐，手自爪，有青粪，是病之要点，虚已略回，青粪须考虑，现在确不能说顺手，但决无不测。舌苔甚厚，其不寐，是胃不和。　　廿四日

枳壳六分　炒竹茹钱半
川贝三钱　秫米三钱　归身三钱　焦壳芽三钱　法夏一钱
腹皮三钱

此案叙述极详，后步实与痧疹无关，疑此儿有虫病。值痧子虫症不显，追痧疹告痊。症状显露，抓鼻，两手自持、不寐、大便不正当皆是也。师未尝不知，但以补虚为当务之急耳。

马小姐　壮热，汗多，略欬，舌苔厚，舌红，是时邪感冒，兼有宿积。

二月廿二日

葛根钱半　淡芩一钱　杏仁三钱　枳实一钱　炙草六分
川连三分　茆根三钱　查（楂）炭三钱　腹皮三钱　竹茹钱半

二诊　得粪多许。病当减，欬剧，只予宣达，恐其出痧子，仍带透发。

二月廿三日

葛根一钱　谷芽三钱，炒
橘红钱半　淡芩八分　建曲一钱，炒

象贝三钱　薄荷一钱，后下
炙草六分　杏仁三钱　扁衣三
钱，炒

里证已较好，而表证则甚显，小儿在痧疹流行时节，须防出疹。

三诊　内热颇重，疹尚未透全，亦封眼，可知不廉。

二月廿五日

葛根钱半　生石膏钱半
川连三分　茆根三钱　归身三
钱　芦根五寸　无价散半分，
冲　炙草五分　淡芩一钱

痧疹之症象已极明显，用药着重在透疹清热消炎。

四诊　头摇不止，热壮，痧子未回，遽呈流行性脑膜炎症状，自是险症。现在当姑置痧子，以治脑为主。

二月廿七日

川连三分　胆草四分　炒
防风六分　象贝三钱　葛根一
钱　羌活五分　淡芩一钱　炙
苏子三钱　归身三钱　炙草六
分　杏仁三钱　大生地三钱
秦艽钱半

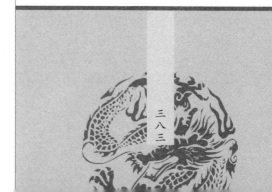

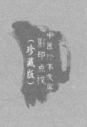

先病食积,继起痧疹。今又有脑炎症象,头摇一症,为脑病之征兆,用药仅布置胆草、川连等苦降剂。毕竟现在尚未成脑证,不过防止痧毒之入脑耳。案谓治脑为主,观其用药则非是。

五诊 寐较安,神色亦好,头摇较少,急性病既转机,便无妨。二月廿八日晨

川连三分 胆草三分 京元参钱半 甘中黄一钱 杏仁三钱 归身三钱 鲜生地四钱 板蓝根三钱 茆根三钱 芦根一尺 炙苏子三钱 象贝母三钱

六诊 舌略糙,脉平,规矩权衡不坏。

二月廿八日晚

葛根一钱 方通八分 茆根三钱 炒车前三钱 鲜生地四钱 芦根六寸 花粉一钱 赤猪苓各三钱

七诊 此儿因痧后脑炎,致邪不得外达。现在欬不爽,头仍摇,脑炎尚未全除,欬嗽恐其延久,固然无生命之险。惟欬若不即愈,成百日欬,亦属可虑。

葛根钱半 炙苏子三钱 杏仁三钱 桑叶三钱 象川贝各三钱 橘红钱半 括蒌皮二钱 胆草三分 归身三钱

八诊 舌尖红，遍身暎燥，是犀角证，入血分也。

二月三十日

川连三分 胆草五分 杏仁三钱 鲜生地五钱 钩尖三钱 归身五钱 滁菊三钱 方通八分 安脑丸一粒药化服 川贝三钱 炙草六分 猪苓三钱 乌犀尖四分，刨片先煎。

五、六、七诊均未离胆草，此诊因热入营分，用犀角、地黄。一面再加重安脑药。

九诊 热退尚未净，脉与神气均好，微欬气急，欬为痧后余邪出路，宜令畅，畅则气不急。索食是胃气已复，食物宜少予频予，尚须忌口，只宜粥汤及乳。

连翘三钱 炒栀皮一钱 归身三钱 炙草六分 橘红钱半 淡芩八分 炙苏子三钱 桑叶三钱 杏仁三钱

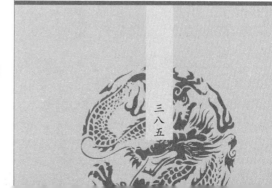

痧后脑炎，确有此种病机，毒素入脑，搆此病变，难治。此症妙在识得机兆，预为戒备，弭患无形，能治未病，不愧上工。现在不过是余邪欬嗽而已。

十诊　汗多，热较退，现在似已清，惟有晶痦，晶痦本不妨。但恐黎明时，仍作微热，脉甚好，神气亦好，当不致有何变动。见痦亦是虚象，宜养血。　三月三日

归身三钱　细生地三钱　知母一钱　赤芍一钱　川贝三钱　炙甘草六分　杏仁三钱

十一诊　色脉实已无病。早起热不除，或当渐除，衡量情形当补。　三月六日

焦白术八分　焦谷芽三钱　杏仁三钱　炙草六分　炒白芍一钱　炙桑皮钱半　云苓三钱　归身三钱

李孩　时邪感冒，当出痧疹，本当达之向外，误服保赤散，泻则内陷。现在目无神，气急鼻扇，舌伸出唇外，皆恶候，有大危险。

二月十九日

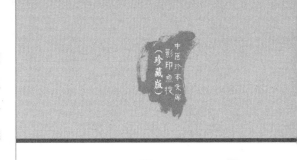

二诊 种种恶候已除,热未退,欬不爽,是不免出痧,宜避风吃素,并用芫荽外熨,助其透达。

二月二十日

葛根钱半 杏仁三钱 象川贝各三钱 橘络钱半 茆根三钱,去心 炙草六分 桔梗一钱 炙苏子三钱 归身三钱

舒孩 时邪感冒发热,欬不爽,呵欠,是将出痧疹之候,曾服犀角一元,保赤散一服,表邪未清。不得攻下,病在阳分,不得服犀角阴药,两药均误,致手足舞蹈如瘈疭状,是有生命之虞。

二月廿三日

炒牛蒡三钱 淡芩八分 杏仁三钱 炙草六分 归身三钱 炙苏子六分 葛根钱半 象贝三钱 橘红钱半 川连三分

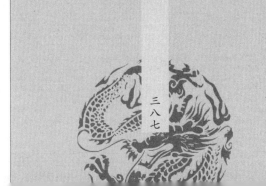

病在表不得攻下，是仲圣大法。回春保赤之属，皆辛温香窜泻剂，用之于小儿热病初起，最是误事。其在将出痧子之前兆期投之，更犯大忌。

刘童 痧后发肿，脘痛，当是不谨于口，切忌碱水面食及饼干等。 十二月四日

炒枳壳八分 象贝三钱 川连三分 杏仁三钱 归身三钱 炒车前三钱 猪苓三钱 梗通八分 赤苓三钱 炙草六分

二诊 痧后不忌口，致发肿，溲多当自退。

十二月六日

川连三分 枳壳八分 赤苓三钱 海南子六分 方通八分 归身三钱 车前三钱，炒

三诊 痧后不忌口，误食碱水面，致遍身发肿，且有寒热，此是本体化学作用起变化。 十二月九日

橘皮钱半 枳实五分 竹茹钱半 木香一钱 炙草六分 青陈皮各一钱

小儿门 天痘

李宝宝 五月小孩,天痘五日,痘点不分清,根盘不红润,颗粒之顶不湛圆。见腹鸣泄泻,是塌陷也,是为大逆。凡痘顺者不药可愈。小逆即难治,大逆有万险,万万不宜凉药。勉方温托,冀能幸而转机。二月廿二日

鹿角霜三钱　归身三钱
木香八分　赤芍钱半　龙胆草三分　紫草茸八分　炙草六分
枸杞三钱　川贝四钱　桂心二分,冲

二诊　粪色转老黄,只有两次,是佳象。塌陷之痘,已较为圆湛,且不气急鼻扇,亦属好现象。现在所见之症惟痒,为美中不足,痒故常摇头,因虚而痒也。

归身三钱　川贝三钱　炙黄芪七分　橘红络各一钱　炙草六分　赤芍一钱　紫草茸四分

痘形以圆满为佳,根盘以红润为良。痘粒以分清为顺,今皆相反,因泄泻正虚下陷也,为大逆。治疗

大法以温托，虽有热无用凉药之理。

张孩 天痘五日，遍身满布，尚未行浆，根脚太散，花点太密，见泄泻呕吐，是为逆证。泻则有塌陷之虞，呕则虚，因痘非吃不可，呕不能吃，即不能灌浆也。

归身三钱　炙草六分　象川贝各三钱　姜夏八分　炒建曲一钱　竹茹钱半　杏仁三钱　焦白术一钱，土炒　木香一钱　炒扁衣三钱　橘皮钱半　川芎一钱　糯米一撮。煎三四沸去米，用汤煎药。

秦官官 天痘八日，浆不黄，顶不满，而见泄泻。昨日清水泻止，却下胶黏白物如痢。面部痘点密甚，至于肿，泻与肿与塌陷，均逆象，法当温托。然痘症总不可逆，逆则无论如何皆险，此尤其重者。十二月廿八日

归身三钱　鹿角霜三钱　大川芎四分　江西子一钱，土炒　桂心一分，研　赤芍钱半　炒扁衣三钱　炒建曲一钱　赤白苓各三钱　毛血片一分

二诊 泻略减,次数仍有八次之多,是药力未及穀,故痘顶仍不起,须再托之。热与欬均属第二层,最紧要是止泻举陷。十二月廿九日

生芪钱半 归身三钱 鹿角霜三钱 天麻三钱 云茯苓三钱 姜夏一钱 橘皮钱半 炒扁衣三钱 芡实三钱 江西子一钱,土炒

上三案皆天痘重险之候,亦天痘恒见之病状。李、秦两案皆正轨之治疗。

金宝宝 天痘六日,疹点红活,而不甚密,脉象颇好,有汗,热亦不甚壮,能吮乳。能寐,大便不泻,是为顺徵,谨慎调护无险。

一月十二日

紫草茸四分 炙草四分 云苓钱半 白归身钱半 橘络一钱 川芎五分

疹点红活,又不甚密,证状亦轻快,此为顺候,不药可愈。

杨宝宝 天痘才回,不谨于口,致发热,苔厚而糙,有积,表热不甚壮,但病之变

化为剧,在理当发肿。

　　　　　三月七日

　　炒川连四分　淡芩一钱 杏仁三钱　腹皮三钱　炒枳实一钱　苏子三钱　查(楂)炭四钱　槟榔四分　馒头炭四钱　归身三钱　薄荷一钱　连翘三钱

　　张童　天花已回,尚在落屑期。此不可吹风,不宜外出。　　十一月十五日

　　归身三钱　杏仁三钱　川贝三钱　白芍钱半　橘红钱半　云苓三钱　炙草六分

　　二诊　色脉均平正,天痘至此已完全告一段落,可以略补。　　十一月十九日

　　象贝三钱　归身三钱　菟丝子三钱　杏仁三钱　焦白术一钱　炙草六分　云苓三钱　天麦冬各三钱　绵仲三钱

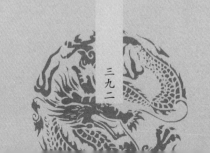

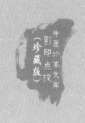

小儿门 惊风

梁孩 舌边光,粪青,是外感陷不得出之证,瑟瑟有惊意,前途变化正多,有险。

葛根钱半 腹皮三钱 象贝三钱 炒扁衣三钱 云苓三钱 胆草二分 炙草六分 杏仁三钱 炒建曲一钱 茆根三钱,去心

此外有感冒,内而消化不良,有成惊之倾向,瑟瑟有惊意,胃神经紧张影响及于脑神经,更是成惊之机兆。一面解表,一面消导。得以弭患无形,实非重病案件,举此以见儿病感寒伤食正轨之治疗。若误以为惊,或预防成惊,便投得药,则歧途之中有歧途焉。

周宝宝 暵热甚壮,啼无泪。此是惊风,为日已久,难治,勉方冀幸。三月三日

龙胆草四分 滁菊三钱 归身三钱 安脑丸一粒药化服 鲜生地三钱 蒺藜三钱 炙草六分 乌犀尖三分,镑细冲

二诊 热较减,神气较好,惟仍无泪,是惊未净除,欬不要紧,并非主要病证,惊

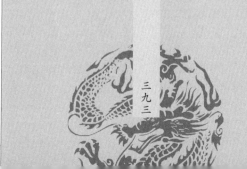

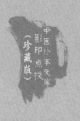

乃主病。　　　三月四日

龙胆草四分　川连三分　淡芩一钱　杏仁泥三钱　安脑丸一粒药化服　鲜生地四钱　滁菊三钱　归身三钱　炙苏子三钱　象川贝各三钱

三诊　神气较好，啼仍无泪，颇倦，是神经已见弛缓，惊之危险略减。

三月五日

炒香豉三钱　杏仁三钱　归身三钱　橘红钱半　安脑丸一粒药化服　细川连三分　胆草三分　栀皮一钱　滁菊钱半　象川贝各三钱

四诊　神气较好，热较退，仍无泪，面色泛青，尚在险中。　　三月六日

鲜生地五钱　滁菊三钱　归身三钱　川连三分　龙胆草三分　芦根一两　桑叶三钱　川贝三钱

此案将作惊，实未成惊，药力弭患于无形，诚有曲突徙薪之妙。四诊热退减，神气较好，实已无险。

何孩　发热，欬嗽，口渴，舌苔黄厚，有积，宜消导。　　　三月廿七日

葛根钱半　竹茹钱半　象贝三钱　麻仁丸一钱，入煎　枳实八分　橘红钱半　杏仁三钱

此小儿习见感寒停食轻浅之疾耳，解表消导，无勿愈，乃服回春丹而致一场大祸。近世蹈此弊者比比。

二诊　热退不清，大便溏而黏，且青色，照例不青，细询病因，因服回春丹故青。此儿有生命之险。

葛根钱半　云苓三钱　炙甘草六分　杏仁三钱　茆根三钱，去心　橘红钱半　腹皮三钱　焦谷芽三钱　象贝三钱

回春丹、保赤散一类成药，贻害于婴儿者甚大。庸俗之见，以为小儿病者最虑是惊，羡回春、保赤之名辄以投之。本不作惊者，反足以成惊，说详《保赤新书》。

三诊　热可炙手，后脑更热，无些微汗，目光无神，啼无泪，虚象甚著。今已入阴

分,皆回春丹有以致之,仍下青粪,委实无办法,且以辛温救逆。

　　熟附块一钱　钩尖三钱　云苓三钱　青蒿一钱　炒扁衣三钱　姜夏钱半　柴胡八分　陈皮一钱

　　病机等于病在表而误下之例,而表邪复格拒于表,故表热炙手。内下青粪,藏气悉乱。致目光无神,啼无泪,以绥抚内藏为急,故以辛温救逆。

　　四诊　无汗,无泪,神色些微见好。然危险仍在,便溏色青,恐成慢惊。

　　制附块钱半　姜夏钱半　归身三钱　杏仁三钱　象贝三钱　焦白术一钱　柴胡八分　青蒿一钱　云苓三钱　炙草六分

　　此后尚三诊、四诊之后不言表热。一路以四逆汤法,至七诊而大便才正路,顽强之机,其后以健脾法竟功,初误于攻泻,表邪悉陷于里,拨乱反正,幸赖斡旋。

　　胡孩　山根以下,直至人王部。均隐青紫色,是内伤不轻,据云曾服回春丹,是

为热病所忌。有大危险在后，勉予退热，倘热退但欬，即较易着手。　　一月五日

葛根一钱　象贝三钱　橘红钱半　炒扁衣三钱　云猪苓各三钱　川连三分　杏仁三钱　方通八分　炒建曲一钱　白茆根三钱，去心

此病弊同前案。山根以下青色，为脾虚消化不良之外候。若青而紫者，为误药胃肠受戕之形能。热退但欬，为邪陷于内者得出，故云较易着手。

丁孩　病才差，后受惊，致见抽搐。人王部隐青色，迷睡，行且大抽搐，有甚大危险在后。　十二月十四日

钩尖三钱，后下　滁菊二钱　归身四钱　象贝三钱　蝎尾二分，炙冲　炙草八分　枳实一钱　杏仁三钱

二诊　热退抽搐止，惊风已告一段落。

归身三钱　杏仁三钱　炙甘草六分

象贝三钱　橘皮钱半　白归身三钱

此病仅蝎尾、钩尖两味，平定抽搐，当是热高神经受炙。尚未病脑，钱氏所谓假搐，亦即西籍假性脑胆膜炎之候。今之伧医，见惊而动辄用羚羊角者，非是也。

杜孩 发热，微欬，多痰，寐中惊，手抽搐。经推拿后，得虎黄色粪，多汗颇佳，醒时神色尚无他。寐则目上视，是急惊，此儿向有胎火湿疮，因外治逼温毒向里。值春寒感冒为诱因，致发痉，是外治湿疮之过。现既得粪，不可更服诸香药，只宜清透热退。神自安，惊自止，亦不可再推。因食积既除，再推便虚虚，即成慢惊，反难治。凡有湿疮，其血液本少，因血液少不足以养神经。故易惊，以故更不可发汗。凡此皆经验之谈，慎之。　　二月十一日

葛根钱半　茆根三钱　川连三分　桑叶三钱　象贝三钱　淡芩一钱　防风八分　灸草六分　竹叶十片　杏仁三钱

归身三钱　赤苓三钱　猪苓三钱　方通八分　花粉一钱

此为通常习见之病候，湿疮外治，逼毒向内，因而引起内病。又小儿病惊，恣予推拿，皆为通俗积弊。此案开陈病理病原疗法，明白晓畅，但处方药似嫌冗杂。

张宝宝　微见咂唇弄舌，脉平，瘈尚安，头仍后仰，囟满而复陷，仍是问题。表热已解，里热甚炽，手握叉指，皆惊风症状。肺病则已除，拟大剂养营频服。

霍石斛钱半　胆草一分　炙甘草六分　杏仁三钱　煨天麻三钱　橘络钱半　竹沥二两，冲　胆星一钱　细生地三钱　归身三钱　乌犀尖一分，磨冲

二诊　昨日种种败象，今日均见差减，实出意料之外。目睛尚未和，已不上视。气急鼻扇除，此因黑粪得下，肠胃纤细神经缓和之故。当然是佳朕，希望较多。

二月廿七日

乌犀尖二分，研冲　独活六分　归身三钱　川贝母三钱

炙蝎尾二分，研冲　杏仁三钱　天麻三钱　人参须八分　细生地三钱　橘红钱半　枳实八分　缕金丹二分

此案首尾皆失可惜，咂唇弄舌，惊风之属虚者。虚实错杂，难治，而得意外收获，是诚妙手。

张宝宝　面色晦败，全无血色，舌亦黑。气急鼻扇，两手撮空，喉有痰声，据说病仅三日。不知何以如此，但就见证论之，是肺坏，血不行，无办法。因候症状，已在临命之顷。十一月四日

钗石斛五钱，煎浓汁下丹药　辟瘟丹两粒，研极细，分三次灌服

二诊　面色转，气急鼻扇得定，神气较清楚，是较有希望。面部肿，脚亦肿，因藏受创之故。其病以阵发，实是惊为主证。心房扩大，血不循常轨，故面色遽变，委是重险之候，当以治惊为主。　　十一月四日夜

乌犀尖一分，磨冲　大生地三钱　天麻三钱　白归身三钱　辟瘟丹半粒，研冲　炙蝎尾一分，炒研　钗石斛三钱　川贝三钱　炒栀皮一钱

三诊　今日未发痉，醒时面红，瘵则仍少，血色脉象尚平正，或者可以出险。心房病尚不算重，现在内藏受伤，其热属虚，不可发表，且当止汗。　　　五日

牡蛎三钱　归身三钱　象川贝各三钱　紫雪丹半分，冲　橘络钱半　杏仁三钱　麦冬三钱　浮小麦五钱　老山毛斛一钱，另煎冲

四诊　热退惊定，汗亦敛，神气清楚。以上种种都好，舌绛口渴躁烦是化热。溲多无大便，亦妥当，现病在阳明经，为重证变轻之证据。　　　十一月六日

老山毛斛一钱，另煎冲　炒香豉三钱　鲜生地四钱　竹茹钱半　川连炭二分　炒栀皮一钱　白归身三钱

五诊　痉已除，心房病亦见差，现在项间结核，有喉蛾，先天不足，血不清楚。烦

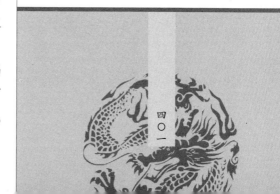

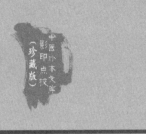

躁减,是内热已减,新病总算告一段落。旧病关本原,甚难治。　　十一月七日

西洋参钱半,另煎　茯苓三钱　知母一钱　炙紫苑(菀)一钱　川贝三钱　钗石斛三钱,另煎　橘红钱半　杏仁三钱　鲜生地四钱

六诊　顷复见气急,舌微黑。目无神,面无血色,口中有血,全见热象,脉洪,症结当在肺络及心系,照例不能发汗。犀角为最妥当,其余药物,都甚棘手。　九日

乌犀尖二分,磨冲　炙苏子三钱　杏仁三钱　川贝母三钱　鲜生地四钱　白归身三钱　橘络钱半　安脑丸三粒,分三次服

七诊　仍旧面色晦败,亦见惊抽,与前异者,前是阵发,现在日夜如此。其最劣者是舌黑,血行不能如常轨,虽心房弛张如故,而脉管有瘀,此却无法行瘀。当略温,而所见证象皆热。

十一月十日

羚羊尖一分,磨冲　桃仁三钱　川贝三钱　钗石斛三钱　姜夏一钱

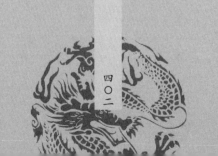

乌犀尖二分，磨冲　红花钱半　归身三钱　至宝丹一粒，化服

此病病历不详，接手之初，便是坏病。幸赖斡旋，于五诊已出险，但见虚象而已。而病家疑西洋参不可进，改送医院。服西药进补，两日遂反覆。再延师治，遂不可救。岂命合当死，实人谋不臧也。

章官官　神色昏迷，面色晦滞，目岐（歧）目光无神，项反折，咬牙。病已入大脑，呼吸急促，是肺亦病。曾经抽脊髓，打强心针，而现状如此，是已由急性转入慢性，恐难挽救。

四月廿七日

炙蝎尾二分，研冲　薄荷一钱　秦艽钱半　归身三钱　辟瘟丹一分，研极细冲服　犀角尖分半，镑冲　天麻三钱　钩尖三钱　独活一钱　细生地四钱

二诊　药后略见机转，头仍后仰，呼吸粗而短，汗黏，牙关仍劲强。凡此皆属未除之险象。手足温，头热，目光正路，顾盼较敏活，脉缓滑有序。凡此皆属佳象，此种大脑症往往见机转之后，翌日仍见败象，故现在虽好，不宜乐观。舌色

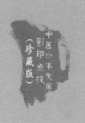

脉象，均不能用温药，是一难事。 四月廿七日下午

乌犀尖三分，磨冲 胆草四分，酒炒 象贝三钱 川连三分 细生地五钱 辟瘟丹二粒，研冲 薄荷钱半，后下 杏仁三钱 秦艽二钱 钗石斛三钱 炙蝎尾四分，研冲 钩尖四钱，后下 独活一钱 天麻三钱

此药分六次服，每次隔二点钟，多至三点钟，大约十五个钟点吃完，犀角、蝎尾、辟瘟丹均分六次冲。

三诊 头仍后仰，神气较清楚，而萎顿殊甚。呼吸及胸而还，出入若窒，大便不行，舌色不化燥，虚甚，不能攻。都是吃紧关头，深虑其尚有变端。四月廿八日

乌犀尖一分，磨冲 柏子仁三钱 枳实一钱 归身三钱 炙蝎尾钱半，研冲 郁李仁三钱 独活一钱 麻仁三钱 辟瘟丹一粒，研冲 细生地三钱 秦艽钱半

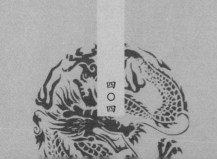

四诊 神色脉象都好,惟头仍后仰,舌边光,欬剧,大便不行。欬为病毒出路,大便非通不可,然须防其陷。

四月廿九日

川独活一钱 归身三钱 竹茹钱半 象川贝各三钱 枳实导滞丸一钱,入煎 炙虎骨三钱 瓜蒌三钱 枳实一钱 炙蝎尾二分,研冲 瘟辟丹半粒,研冲

五诊 头仍后仰,其余都好。大便行,得寐,要吃,均属显然机转,惟不易消化之物不可吃。胃神经与脊髓神经为一个系统,胃中有积,则脊髓炎益发难治。

薄荷一钱,后下 归身三钱 钗斛三钱 细生地三钱 钩尖三钱,后下 独活一钱 胆草二分 赤白芍各三钱 蝎尾二分,炙研冲 秦艽钱半 辟瘟丹一粒四分之一化服,研极细

六诊 病情骤变,头向一侧顷,本是脊髓膜炎。现在却是风缓,欬嗽时气急鼻扇,是兼有支气管炎症。不测在旦夕之间,勉方以尽人事,此病忌受热。路远,

汽车震动，亦是重要原因。

四月卅日

细辛一分　五味子四分

独活一钱　川椒三分，去目炒

防风一钱　川贝母三钱　胆草三分　虎胫骨三钱，炙　杏仁三钱　陈胆星四分　天麻三钱　蝎尾二分，炙研入煎　另

乌犀尖二分，磨　冰片三厘　蜈蚣一节，炙，去足　蝎尾二分，炙　胆草四分　元寸五厘

右药分别研末（去粗），再合研，令极细。每服一方分容积，药末用煎药过服，药后如得寐，勿惊动。

七诊　头颈已不向左倾，惟仍后仰，现在头颈后仰，不是重要之点，吃紧处在目下视，黑珠向下，如此则脑中灰白质当肿胀。第二吃紧处是气急，皆属万分难治之候。老实说无多把握，现在不是风寒为病，当略补，以顾正气。

西洋参钱半，另煎　北沙参一钱　橘红钱半　天麻三钱　胆草三分

炙蝎尾二分,研冲　炙僵蚕钱半　麦冬三钱　归身四钱　防风一钱　虎胫骨三钱,炙酥　钗石斛三钱　川贝三钱　秦艽钱半　至宝丹一粒,研细分两次冲服　川椒三分,去目炒

八诊　头颈已不强,亦不气急。目珠不向下,神气灯,能说话,大便行,都好,有此成效,出乎意料之外,是有命焉。现在只须平剂调理。　五月二日

虎胫骨炙,三钱　焦谷芽三钱　归身三钱　麦冬三钱　茯苓神各三钱　钗石斛三钱　秦艽钱半　杏仁三钱　象川贝各三钱　辟瘟丹一粒四分之一,化服

九诊　神气脉象尚好。肌肤暵干,无涕泪,舌苔光,欬不爽,危险难过,尚有余波,其阴分已虚。　五月四日

钗斛三钱　炙款冬一钱　橘络钱半　嫩钩尖三钱,后下

麦冬三钱　细生地三钱
杏仁三钱　焦谷芽三钱　茯神三钱　生石决三钱,打　归身三钱　象川贝各三钱

此案是大脑炎与肺炎并发,至危绝险之证,连日在惊风骇浪之中,随在足以致死亡,后竟得治。虽云有命,毕竟仗赖妙手回天。凉营熄热以犀角、川连;养血养阴以地、斛、洋参;定风以弛缓神经;用蝎尾、虎骨、胆草、钩麻之属。维护心藏以辟瘟丹,随宜措施,临机应变,卒获救治,厥功伟已。

林孩　厥逆作,不止是急惊,乳食皆变为痰,故喉间痰声如锯,而目光无神。其舌色无热象,脉溢出寸口,当因而越之。　一月十六日

丝瓜蒂七个　生山栀二钱　姜夏一钱　淡豆豉三钱　龙胆草二分　胆星一钱

右药煎汤一大碗,强灌之。如吐再灌,尽剂为止。倘不吐,可多进,令吐无伤也,吐后予丸药。

另方　归身三钱　枳实八分　青陈皮各一钱

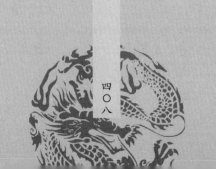

竹茹钱半　炙草六分　安脑丸一粒药化服

二诊　厥为急惊，可以导之下行，所谓厥多下之是也。热不退，更宜解外。

柴胡五分　枳实五分　川连三分　泻青散二分，入煎梗通八分　车前三钱　葛根一钱

三诊　惊风之后，继以壮热，是厥阴症之一种。啼不成声，及无涕泪，皆虚象，所谓三阴皆虚也。面青为热甚，虽虚不可温。

一月十八日

淡芩八分　杏仁三钱　连翘三钱　薄荷一钱　炙苏子三钱　橘红钱半　川芎三分　炙草六分　归身三钱　川象贝各三钱

四诊　欬全不爽，涎多，喉间痰塞，无汗，热亦未退。婴儿才六个月，病重。又太小，不任药，是有危险。

一月二十日

炙麻黄三分　葛根钱半橘红钱半　象川贝各三钱　炙草六分

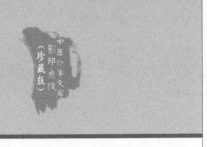

光杏仁三钱　归身三钱
川芎四分　泻青散二分，入煎

因其病机在上，取吐法，因而越之也。二诊曰导之下行，仅用泻青散二分。三诊曰皆虚象，仅布置归身、炙草二味。四诊又以麻葛泻青表里双解，疗法节节变换。质小病重，枪法既乱，又不澈底。宜其预后不良。

君孩　头仍摇，躁甚，脉则较有胃气。神色视昨日略佳，危险仍在，希望较多。温之不可，以无阴也。凡阴躁皆不得用大凉。兹拟如东垣甘温除大热法。

　　归身三钱　大生地三钱
炒槐米三钱　嫩钩尖三钱，后下　炙草六分　钗石斛三钱
甘枸杞三钱　桂心冲，二分

二诊　两手脉行皆有序，右手较有胃气，面色微黄，肌肤暵燥，舌焦苔干，唇裂，鼻孔有干瘡，指上有血痕，皆虚极成损之候。据脉象已不致有猝然不虞，所可虑者是损。当培元养营，渐渐恢复。　　　二月十八日

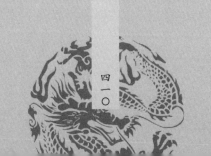

霍石斛三钱，另煎冲　细生地三钱　竹茹钱半　川贝三钱　白茆根五钱，去心　肥知母一钱　天冬三钱

此案失前文，二诊方案亦缺，可惜！可惜！阴躁不用大凉，仿东垣甘温除大热法。三诊唇裂，指上有血痕，必系久热消耗维他命C，所处方养营，皆增加维C成份（分）之剂也。

王孩　舌有结苔，面色黄，指纹直透三关，肠胃薄而积不得出。胃撑大则纤维神经紧张，若复受惊，斯手足抽搐成急惊矣。

七月十四日

钩尖三钱　枳实八分　槟榔八分　姜夏钱半　柴胡八分　炙草六分　茯神三钱　竹茹钱半　查（楂）炭三钱　木瓜三钱

二诊　虚证甚显，热高而撮口弄舌，病仅四日，遽至此。病势甚暴，法当从治退热，然后可免于难。

七月十五日

制附块钱半　姜夏钱半　吴萸四分　薤白钱半

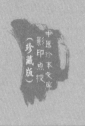

大生地三钱　炙草七分
柴胡一钱

撮口弄舌是惊风大虚之候，热高烦躁而用从治法退热，非胆识兼优者，曷敢轻投。

三诊　脉已缓和，烦躁亦减，病有转机，从此不误药，可望渐差，须茹素避风。

归身三钱　云苓三钱　姜夏钱半　杏仁三钱　炙草一钱　柴胡一钱　腹皮三钱　查（楂）炭三钱

曹孩　哑唇弄舌除，面色带黄，手温，脉起，病象为邪退正复，颇有希望。

钗斛三钱　杏仁三钱　法夏一钱　归身三钱　高丽参一钱，另煎冲　白芍钱半　橘皮钱半　炙草六分　云苓三钱

此必有前期甚久之病历，哑唇弄舌，面黄手冷，慢惊之候也。度前期之方药，必温补为多。

二诊　慢惊，病情略有起色，仍在危险中。

三月十七日
明天麻三钱　归身三钱　猺桂二分，研冲

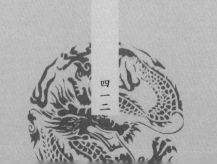

细生地三钱　炙草六分
蝎尾二分,去翅足,炙冲

三诊　脉见滑象,是阴症转阳之候,欬较爽,属佳朕,庆更生矣。三月十八日

杏仁三钱　桔梗六分　炙草六分　炙苏子三钱　天冬三钱　橘红钱半　归身三钱　象川贝各三钱

慢惊属虚属寒,阴证也。阴证而见动滑之阳脉,是阴证回阳,亦中阴溜府之机,得庆更生。

以上三案皆慢惊,慢惊属虚属寒,宜以温补法。三病皆得治,病尚不深,其深痼者,难疗。西籍谓是结核性脑膜炎,不可治。

史孩　项间有核,头部有疮,目光无神,眉眼口鼻皆眴动,而头不能自支,此有大险,勉拟大建中汤减小其剂,冷服。　五月十八日

制附块一钱　姜夏一钱
白芍钱半　云茯苓三钱　炙草
六分　川椒三分

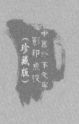

头不能自支，谓之天柱倒，神经弛缓故也，大虚之候。

二诊　照例天柱倒不救，予大建中汤，居然瘥减。若能幸免，真有命矣。

昨方加吴萸六分，制附块为钱半，川椒为四分。

三诊　颈软较好，目光总无神，不发热，舌剥，有汗，得大建中小剂，略瘥而已，仍有危险，且项间有核，恐终竟不治。　五月二十日

制附块一钱　姜夏一钱　吴萸三分　木瓜钱半　乳没药各一钱，去油　川桂枝三分　川椒三分　白芍钱半　炙草六分

四诊　颈软又较减，神色亦略起，病较前为退，惟目光仍无神而已。见口渴，亦难题也。　五月廿一日

昨方去桂枝、姜夏、木瓜、乳没药，加云苓六钱，枳实八分，槟榔六分，查（楂）炭三钱。

五诊　连进大建中三剂，神气差胜，项仍软，湿重痰多，阴症未净除。

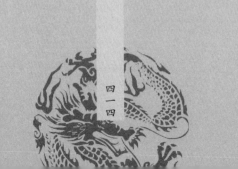

制附块八分　木瓜三钱
茵陈三钱　虎骨炙酥,三钱
川椒目四分　秦艽钱半　防己
三钱　枳实姜炒,一钱　杭白
芍一钱　云苓三钱　乳没药生
用去油,各一钱

六诊　颈骨已有力,项
间核亦消,诚可谓起死回生,
大幸事也。尚有余波,拟改
用祛风之剂。　五月廿四日

昨方去木瓜、云苓、茵
陈、防己乳没药,加槟榔八
分,桂枝三分,炙草六分。

此后尚有五诊,一以大
建中为主方,其后因服祛风
之虎骨不适,去之,方药无
大出入,删节不录。五月廿
九日第十次诊云,叠进大建
中汤,病除十之八九。今日
神色甚佳,已出险矣。此病
得治,岂真有命。实赖高手,
若以平剂敷衍,不敢用温,
有死而已。

黄孩　两手无脉,结喉
旁人迎脉亦不见。乳下有脉
甚乱,目不能瞬,口不能开,
肢体不能动,面色晦败。昨
有谵语,遍体神经弛缓?全
失弹力性,此为惊之一

种危甚。　　十一月廿二日

吴萸四分　钩尖三钱　归身三钱　炒川连三分　蜀椒四分　独活六分　姜夏一钱　回天丸一粒

神经硬化者属阳证，病虽重笃，尚可治疗。若弛缓者为阴证，更险而难治，宜大剂温补。却又夜长梦多，难期速效。此病预后定必不良。

小儿门 疳积

农宝宝 舌疳，脉弱，面黄，胃尚好，而不肯行动。从大病后不复元，迄今经年。此亦疳证，乃慢性重大险证。

二月十五日

潞党参钱半　云苓三钱
焦白术一钱　炙蝎尾三分，研冲
制香附三钱　木香一钱
炙甘草六分　霞天膏三钱，冲

二诊　从疳积治，反见泄泻，再服当不泻。脉虚甚，病绝险。

二月廿日

潞党参一钱　木香一钱
炒枣仁三钱　云苓三钱
伏龙肝五钱　炙草六分
焦白术一钱　柴胡六分
炙黄芪三钱　炙蝎尾三分
霞天膏三钱，冲

张孩　初起痢疾，腹硬便溏，旋热退，更见血，是逐渐传变光景。病已四个月，候其面色，当成疳疾，拟补脾。

十月廿三日

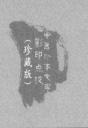

木香一钱　象贝三钱　炒防风八分　橘红钱半　腹皮三钱　杏仁三钱　炒荆芥八分

是已成疳积之候也。所处方药平淡，且不对证。

朱宝宝　初起泄泻，由泄泻而转痢，由西药止痢而腹胀。现在大肉尽削，面肿无血色，索食无度。此即古人所谓除中，头常摇，目常瞬，疳积已成，难冀挽救。

生附子八分　乌犀尖一分，磨冲　江西子一钱　云茯苓三钱　姜夏一钱　生地黄三钱　炙蝎尾一分，研冲　钗石斛三钱　新会皮一钱

二诊　腹胀而不拒按，瞬目不止，肉削，疳积已成，本非仓卒可以取效。且此病病历甚久，尤其难治。

七月卅日

炙蝎尾二分　大生地四钱　木香钱半　槟榔四分　赤白苓各三钱　钗石斛三钱　白归身三钱　秦艽一钱　腹皮三钱　自制蟾灰二厘，冲

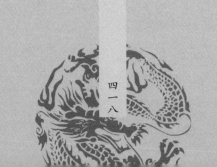

自制蟾灰法：用虾蟆一只，剖腹去肠杂。入连壳砂仁七粒，将剖处缝好，外用黄泥调盐水包裹之，泥约一寸厚，炭上煅红。取出候冷，打碎，将其中虾蟆灰取出，研细筛过，加元寸三厘，研匀，用好瓶储之。每用二厘，冲入煎药中。

三诊　面肿腹胀，索食无度，是疳积，瞤目不已，兼见神经性。是疳积之重者，痢不可强止，本下红白冻，服西药粉遮止。止后却见险证，恐不能挽救。

钗斛三钱　木香钱半　竹茹钱半　焦麦芽三钱　茯苓三钱　枳实一钱　归身三钱　九味芦荟丸，入煎，四分

小儿疳积，慢性消化不良之候也。西籍称慢性胃肠炎，或因积弱贫血，或因腺病，或由结核，亦有由急性胃肠炎转属而成，如朱孩案是也。古法专责脾虚，健脾方药，皆助长胃肠消化之力。其蟾灰法，为治疳对证疗剂。

小儿门　时病

张孩　壮热，汗溱溱然，营卫不得和，舌苔厚白。边尖皆略光，此因外感郁不得达，故欬不爽，手战舌亦战。恐其成惊，不可吃，只宜带饿。　　十二月三日

葛根钱半　枳实一钱　竹茹钱半　淡芩一钱　腹皮三钱

茆根三钱　炙草六分　桑叶三钱　象贝三钱　查（楂）炭三钱

二诊　苔厚舌边光，热未退，头痛，是有积，宜两解如大柴胡法。

柴胡六分　枳实一钱　秦艽钱半　麻仁丸一钱，入煎　葛根钱半　淡芩八分　炙草六分

大柴胡汤借用于此，双解表里，是良法。小儿有此病机者甚多，今之执几张成方，或仅知痧痘等疗法，号称儿医者，乌足知此。

沈孩　热颇壮，有汗不解，口糜，唇舌干绛，脉数，温邪化火之候。　七月廿二日

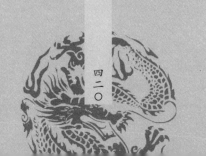

竹叶十片　银花钱半　炒栀皮钱半　川连三分　茅根三钱　连翘三钱　赤猪苓各三钱

淡芩八分　葛根二钱　梗通五分　西瓜皮三钱

二诊　病不过温痓，惟气候不正，更值断乳，恐其增剧，便溏亦不甚妥当。

葛根钱半　赤芍钱半　查（楂）炭三钱　银花二钱　茜根四钱　煨姜一片　扁衣三钱　腹皮三钱　云苓三钱　竹叶钱半　木香一钱　炙草六分

三诊　病势颇不循常轨，细询病原，是因痧子之后。发热兼旬不退，痦甚，遍身津润，便溏，溲清，面部青脉满布，舌有糜处，慢脾已成，脾无阳也。更服羚羊，安能有挽救希望，拟从荡惊汤法。先用轻剂，逐渐加重，若得转机，只算幸免。骤用大剂，药力太暴，要亦非宜。

七月廿四日

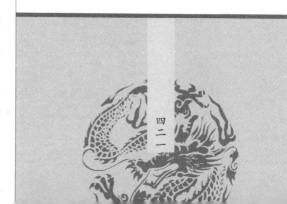

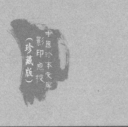

制附块一钱　吴萸六分
柴胡一钱　腹皮三钱　炒扁衣三钱　猺桂心三分　薤白一钱
姜夏钱半　云苓三钱　杭白芍钱半

痧疹之后，发热兼旬。便溏溲清，瘠甚，遍身津润，如此病而用羚羊，荒谬至堪惊人。

四诊　药后颇有起色，面部尚有青脉，目光略有异徵，仍未出险，便溏亦是问题。

七月廿五日

制附块一钱　吴萸六分
柴胡八分　腹皮三钱　猺桂心四分，研冲　炒扁衣三钱　枳实一钱　姜夏一钱　葛根一钱　薤白头一钱

五诊　前方颇中肯，神气亦尚好。惟面部青脉尚未净除，当可无妨。大便正路，须谨慎调护，并慎食。

七月廿七日

枳实八分　杏仁三钱　炒白芍钱半　苡仁三钱　查（楂）炭三钱　云苓三钱　馒头炭三钱　薄荷一钱，后下

药盦医案　卷七

痧疹之后发热兼旬。便溏溲清瘠甚遍身津润。如此病候而用羚羊荒谬至堪惊人。

四诊　药後颇有起色。面部尚有青脉，目光尚有异徵仍未出险便溏亦是问题。七月廿五日

製附块　一錢　吴萸　六分　柴胡　八分　腹皮　三錢　猺桂心　四分研冲　炒扁衣　三錢　枳實　一錢　薑夏　一錢　葛根　一錢　薤白頭　一錢

五診　前方頗中肯神氣亦尚好。惟面部青脈尚未淨除當可無妨大便正路。須謹慎調護並慎食。七月廿七日

枳實　八分　杏仁　三錢　炒白芍　錢半　苡仁　三錢　查炭　三錢　雲苓　三錢　饅頭炭　三錢　薄荷　一錢後下

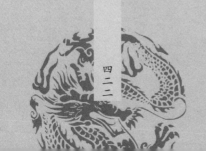

归身三钱　腹皮三钱　炒扁衣三钱　橘红钱半

李宝宝　发热有起伏,十余日不解,泄泻泛恶,面色不正当,目光不正当。初起是暑温,现在已转属惊风,候其色脉,是柔痉一类。小孩才四个月,极难处理。

薄荷一钱,后下　胆草二分　细生地四钱　辟瘟丹一粒,研,分两次冲　蝎尾一分,炙研冲　归身三钱　象川贝各三钱

二诊　神气较正路,尚高热,其惊风则除。推拿恐不甚相宜,常太息,则其积在上。　　七月廿一日

枳实一钱　赤白苓各三钱　竹茹钱半　白薇一钱　辟瘟丹半粒,研冲　川贝三钱　鲜藿香钱半　薄荷一钱　甘露消毒丹二钱,入煎

三诊　热颇壮,头部无汗,舌质绛,渴引饮,表里均热,大约尚有三五日。

薄荷一钱,后下　连翘三钱　花粉一钱　赤白苓各三钱

银花钱半 知母一钱 白薇一钱 焦谷芽三钱 竹茹钱半 枳实一钱 淡芩一钱 甘露消毒丹二钱，入煎

王宝宝 先欬嗽有血，旋发热六日不退，口唇焦，面形苦，舌边光舌面润，滞下红冻，次数频，其内脏已伤。表里病均未除，是有危险。

四月廿四日

煨葛根一钱 炒扁衣三钱 白头翁三钱，酒洗 木香钱半 竹茹钱半 川连炭三分 炒建曲一钱 薄荷一钱，后下 油当归三钱 枳实一钱

二诊 唇干舌绛，神气萎顿，肌肤暵干，下痢，里急后重，次数颇频，表热不高，是痢疾之重者。

四月廿五日

油当归三钱 钗斛三钱 木香钱半 枳实钱半 白头翁三钱，酒洗 括蒌霜钱半 川贝三钱 竹茹钱半 杏仁三钱 川连炭三分

三诊 色脉却形不足，舌连光，苔结，下痢后重依然。攻之则嫌其虚，不攻则痢

不得止，亦难治之候。

四月廿六日

煨葛根一钱　钗斛三钱
白头翁酒洗，三钱　大川芎四分　枳实导滞丸四分，入煎
油当归三钱　木香钱半　细川连姜炒，三分　细生地三钱

四诊　神气较好，脉亦平正，痢次数减少。但未净除，且舌色绛燥毛刺，其阴分伤。不能再事攻下，幸不发热，可以参补，慎勿受凉。

四月廿八日

钗石斛三钱　川连炭三分
西洋参钱半，另煎　杏仁三钱　枳实导滞丸四分，入煎
油当归三钱　煨木香钱半　白头翁三钱，酒洗　茯苓三钱
象川贝各三钱

鲍宝宝　泄泻完谷，唇红舌苔结，却不发热，此病在太阴，阅时已两候，病属寒，而上焦已从燥化。

四月十五日

归身三钱　姜半夏钱半
腹皮三钱　炒建曲一钱　竹茹钱半　枳实一钱　炒扁衣三钱
茯苓三钱　二神丸一钱，入煎

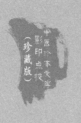

祡貪醫案 卷七

二診 泄瀉不止，繼以嘔吐，糞如痰，後重卻囟陷，舌乾額冷，據說前此是完穀，現在卻是痢，此病有大險。 四月十五日晚

辟瘟丹 半分研沖　製附片 一錢　木香 錢半　油當歸 三錢　白頭翁 三錢酒洗　吳茱萸 二分　柴胡 四分　川連炭 二分

三診 顱額已不冷，瀉止後重減，少神氣甚好，是已出險。現在手尚冷，口中有爛斑，大便膠黏，宜平劑調理。 四月十七日

歸身 三錢　木香 錢半　焦穀芽 三錢　白頭翁 三錢酒洗　腹皮 三錢　查炭 三錢　焦白朮 一錢　赤白苓 各三錢

四診 痢次數減少，但尚有四五次，口中碎，人王部微隱青，微見嘆熱，病久正氣已虛。 四月廿日

川連炭 三分薑炒　油當歸 錢半　枳實 一錢　杏仁 三錢

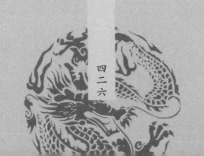

白头翁三钱,酒洗　焦谷芽三钱　木香钱半　竹茹钱半　煨葛根一钱　钗石斛三钱　另用辟瘟丹一粒,咀碎置脐上,外盖清凉膏。

曹宝宝　神气好,患泄泻,舌苔结,所泻是水。此因积而泻,感暑则转痢。若受凉亦转痢,慎之。

七月十三日

鲜藿香二钱　枳实一钱　腹皮三钱　炒扁衣三钱　甘露消毒丹三钱,入煎　焦谷芽三钱　竹茹钱半　薄荷一钱,后下　炒建曲一钱　赤白苓各三钱

二诊　结苔已化,泻不止,有微热,无汗,暑当无汗俱出,是宜解外。

七月十四日

薄荷一钱　炒建曲一钱　白薇一钱　赤白苓各三钱　伏龙肝一两,泡汤代水　香薷三分　炒扁衣三钱　木香钱半　金银花钱半　甘露消毒丹三钱,入煎　另用辟瘟丹一粒,研碎置当脐,外盖清凉膏。

三诊　热不解,今日三次泄泻,且呕,现在目眶下陷,脉溢出寸口,直至手掌。用

攻泻之药过当。然后见此脉象，藏气受伤故也。同仁堂惊药，不知何物，观其仿单说明，必是甚猛之泻药无疑。合之现在脉症，均灼然可见，是有危险。即使渐愈，亦必拖延时日，因藏气既伤，恢复不易。　　七月十五日夜

鲜藿香钱半　木香钱半　归身三钱　赤白苓各三钱　苏薄荷一钱，后下　钗石斛三钱　竹茹钱半　橘红钱半　炒扁衣三钱　伏龙肝一两，煎汤代水

小儿时病案件，散见于伤寒温病时病门中，其不涉痧痘惊疳等疾者，除药剂药量轻重不同外，其病理治疗自与成人无异。以故此处搜辑，无取乎多，撮举数案，以备其目足矣。

小儿门 杂病

王孩 苔厚黄，积甚多，胃气上逆，乃头痛主因，本可达原饮。惟现在须防脑炎。

川连三分 槟榔六分 枳实一钱 归身三钱 藁本五分 胆草三分 竹茹钱半 白薇一钱 常山六分

顾童 发热三天，寐中辄惊跳，此非虚，乃停积所致，故大便不爽，欬亦因胃逆。

川连三分 竹茹钱半 查（楂）炭三钱 淡芩八分 茆根三钱 枳实八分 腹皮三钱 小朴三分

程孩 食积为患，胃气逆，故牙痛龈肿。

十二月二日

生石膏钱半 枳实八分 淡芩八分 麻仁丸一钱 炙草五分 竹茹钱半

史孩 舌边尖光，中心苔略糙，神气略萎顿。泄泻发热，是感寒停积之候，却不能过温，脾寒胃热也。

　　　　　　八月廿四日

　葛根一钱　枳实一钱　象贝三钱　炒建曲一钱　竹茹钱半　木香钱半　杏仁三钱　炒扁衣三钱　炙草六分　芡实三钱　方通八分　赤猪苓各三钱

　许孩 食物太多，消化力不及觳，故舌光。已伤食更进食不已，不病何待。今已发，更恣予食物，且成大病。

　　　　　　十月七日

　枳实一钱　查（楂）炭三钱　云苓三钱　馒头炭三钱　竹茹钱半　炙草六分　腹皮三钱

　以上诸案，皆食积病候，或同时感寒，或兼泻利，或并发欬嗽，或胃气逆上，致头痛牙痛，要皆以食积为之主因。凡病此者，此消导为主疗，不滥施攻泻，为其奥窾。

　陆孩 头向后仰，为脊髓炎，脉当迟，向前倾为天柱倒。手足当弛缓，今不尔，是两者都非是，病得之恐怖。本易入脑，但现在无脑证。凡安脑及香药皆不宜乱服。大便泄泻，颜额微热。可略事升举解肌，今用最轻剂，等于弗药。徐候其自复，最为稳当。　　　二月九日

茆根三钱，去心　炒扁衣三钱　归身三钱　钩尖三钱　薄荷一钱，后下　炒建曲一钱　木香八分　炙草六分

许孩　感寒泄泻，舌尖光，根际有厚苔，是有积，积与寒并，故泻，是当举。假令发热，是里病外达，乃愈。　　　二月十七日

煨葛根钱半　竹茹钱半　炒扁衣三钱　炒枳实八分　馒头炭一个　炮姜炭二分　云苓三钱　炒建曲一钱　煨木香八分

出则为热，陷则为泻。寥寥数语，概括阴阳表里上下寒热之理。

孙孩　手温囟陷，泄泻日十余次，甚多，系黄水，舌苔厚而松。舌尖光，正气与邪

同陷,故外表不热。而后脑较热,现脉尚无他,面色亦尚可,不气急。可速速治疗,此病变化颇多,可以成痫,可以传脑。　　八月廿九日

煨葛根一钱　木香钱半　芡实四钱　煨生姜一片　炒扁衣三钱　赤苓三钱　苡仁四钱　灶心土五钱

小儿胃肠薄弱,而进食不能自制。以故泻利为恒有之病。审其为积消导之,察其为寒温之。陷则升举,虚则健脾,以上诸案,是其例也。

钱宝宝　虫是蛔,痒因虫。所以有虫,因积,食物太多,消化力不及彀。舌苔厚而结,是食积证据,多且杂,为生虫原因。腹硬是疳积初步,宜屏除一切硬物。否则病不愈,药亦不灵。

五月九日

枳实一钱　川连三分　竹茹钱半　九味芦荟丸六分,入煎　腹皮三钱　查(楂)炭三钱　木香钱半　杏仁三钱

二诊　腹痛，痛时唇色发白。手常自掯鼻，照例是虫。但此外虫之证据不显，宜先予轻剂。　五月十二日

归身三钱　查（楂）炭三钱　云茯苓三钱　焦谷芽三钱　腹皮三钱　木香钱半　炒建曲一钱　使君子七粒，去壳炒，入煎

徐孩　婴儿三个月，胎火奇重，青脉满布，鼻塞口干。此不易长成，因有先天病故。　　一月廿八日

滁菊三钱　淡黄芩一钱　车前三钱　钩尖三钱，后下　川连三分　大生地三钱　桑芽三钱

郁孩　两个月婴儿，寒热耳烂，颔下有疮，舌战，二便尚可，肝胆之气逆故尔。此儿胎火太重，恐甚矜贵，　　一月廿一日

赤芍钱半　荆防炒，各七分　赤苓三钱　车前三钱，炒

方通八分　茆根三钱,去心　生草五分　川连三分

上两案所谓挚孔余疾,得自先天,疑有梅毒,不可治。

田孩　湿疮红瘰,是胎毒,能自发出甚佳。若逼之向里,则有生命之险。

赤芍钱半　归身三钱　蒺藜二钱　炙僵蚕钱半　川贝三钱　杏仁三钱　梗通八分　炒车前三钱

王孩　遍身如干癣作痒,齐腰而还,下半身则无,是因血燥,不可逼之向里,否则有危险。　三月廿五日

赤芍钱半　蒺藜三钱　白归身三钱　炒荆防各七分　连翘三钱　淡芩八分　炙僵蚕钱半　二妙丸一钱,入煎

小儿湿疮痤痱㾦癣疥之皮肤病,以外发为佳,盖亦美疢也。若以外治使愈,是谓逼毒向里,倘一面外治,一面内服清剂,便合法治。

宋孩 大肉尽削，肌肤甲错，欬不止，热不退，舌殷红而光，面部见红块如痂，虚损已成，本不治，便臭，尚是一线希望。三月十四日

知母一钱　天冬三钱　川贝三钱　细生地三钱　炙草六分　杏仁三钱　归身三钱　猺桂心二分，冲

病无可愈之理，便臭，则消化机能尚合正常，尚是一线希望，恐此希望亦等于零。

高宝宝 脉弱而涩，面黄，鹤膝愈后，更于近委中处另溃。现有脓未敛，虚甚，其脚已废。生命尚在不可知之数，因是阴症，难治也。

十月十七日

制附块八分　大熟地三钱　归身三钱　炒绵仲三钱　怀牛膝钱半　炙麻黄三分　江西子一钱　生芪三钱　川桂枝二分　潞党参一钱

委中穴名在足膝后屈处。此病为阴证，此方为阳和汤。药证相合，得之而著热象，阴证转阳，是有转机也。

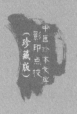

二诊 得附、桂、参、芪，面黄而神气略形活泼，此本是阴证。既溃之后，非温不敛，现虽著热象，仍宜甘温。　　十月廿三日

炒潞党钱半　大熟地四钱　生芪三钱　炒于术一钱　灸麻黄三分　白归身三钱　天麻三钱　炒干姜二分　白芥子四分　姜半夏一钱　怀膝三钱　香砂仁六分，后下

药盦医案终

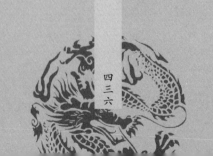

附

一、古今重量换算

(一) 古称以黍、铢、两、斤计量而无分名

汉、晋：1斤=16两，1两=4分，1分=6铢，1铢=10黍。

宋代：1斤=16两，1两=10钱，1钱=10分，1分=10厘，1厘=10毫。

元、明、清沿用宋制，很少变动。

古代药物质量与市制、法定计量单位换算表解

时代	古代用量	折合市制	法定计量
秦代	一两	0.5165 市两	16.14 克
西汉	一两	0.5165 市两	16.14 克
东汉	一两	0.4455 市两	13.92 克
魏晋	一两	0.4455 市两	13.92 克
北周	一两	0.5011 市两	15.66 克
隋唐	一两	0.0075 市两	31.48 克
宋代	一两	1.1936 市两	37.3 克
明代	一两	1.1936 市两	37.3 克
清代	一两	1.194 市两	37.31 克

注：以上换算数据系近似值。

(二) 市制（十六进制）重量与法定计量的换算

1 斤（16 市两）=0.5 千克=500 克

1 市两=31.25 克

1 市钱=3.125 克

1 市分=0.3125 克

1 市厘=0.03125 克

（注：换算时的尾数可以舍去）

（三）其他与重量有关的名词及非法定计量

古方中"等分"的意思是指各药量的数量多少全相等，大多用于丸、散剂中，在汤剂、酒剂中很少使用。其中，1市担=100市斤=50千克，1公担=2担=100千克。

二、古今容量换算

（一）古代容量与市制的换算

古代容量与市制、法定计量单位换算表解

时代	古代用量	折合市制	法定计量
秦代	一升	0.34市升	0.34升
西汉	一升	0.34市升	0.34升
东汉	一升	0.20市升	0.20升
魏晋	一升	0.21市升	0.21升
北周	一升	0.21市升	0.21升
隋唐	一升	0.58市升	0.58升
宋代	一升	0.66市升	0.66升
明代	一升	1.07市升	1.07升
清代	一升	1.0355市升	1.0355升

注：以上换算数据仅系近似值。

（二）市制容量单位与法定计量单位的换算

市制容量与法定计量单位的换算表解

市制	市撮	市勺	市合	市升	市斗	市石
换算		10市撮	10市勺	10市合	10市升	10市斗
法定计量	1毫升	1厘升	1公升	1升	10升	100升

（三）其他与容量有关的非法定计量

如刀圭、钱匕、方寸匕、一字等。刀圭、钱匕、方寸匕、一字等名称主要用于散剂。方寸匕，作匕正方一寸，以抄散不落为度；钱匕是以汉五铢钱抄取药末，以不落为度；半钱匕则为抄取一半；一字即以四字铜钱作为工具，药末遮住铜钱上的一个字的量；刀圭即十分之一方寸匕。

1 方寸匕≈2 克（矿物药末）≈1 克（动植物药末）≈2.5 毫升（药液）

1 刀圭≈1/10 方寸匕

1 钱匕≈3/5 方寸